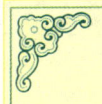

国医绝学百日通

家庭按摩基础入门

李玉波　翟志光　袁香桃◎主编

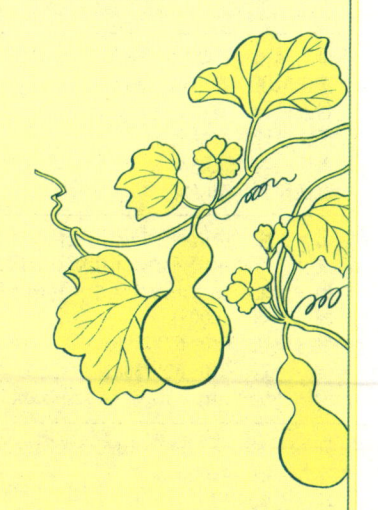

中国科学技术出版社
·北　京·

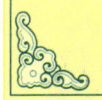

图书在版编目(CIP)数据

家庭按摩基础入门 / 李玉波, 翟志光, 袁香桃主编. — 北京:中国科学技术出版社, 2025.2
(国医绝学百日通)
ISBN 978-7-5236-0766-4

Ⅰ.①家… Ⅱ.①李…②翟…③袁… Ⅲ.①按摩疗法(中医)—基本知识 Ⅳ.①R244.1

中国国家版本馆CIP数据核字(2024)第098698号

策划编辑	符晓静 李洁 卢紫晔
责任编辑	曹小雅 王晓平
封面设计	博悦文化
正文设计	博悦文化
责任校对	张晓莉
责任印制	李晓霖
出 版	中国科学技术出版社
发 行	中国科学技术出版社有限公司
地 址	北京市海淀区中关村南大街 16 号
邮 编	100081
发行电话	010-62173865
传 真	010-62173081
网 址	http://www.cspbooks.com.cn
开 本	787毫米×1092毫米 1/32
字 数	4100千字
印 张	123
版 次	2025 年 2 月第 1 版
印 次	2025 年 2 月第 1 次印刷
印 刷	小森印刷(天津)有限公司
书 号	ISBN 978-7-5236-0766-4 / R·3282
定 价	615.00元(全41册)

(凡购买本社图书,如有缺页、倒页、脱页者,本社销售中心负责调换)

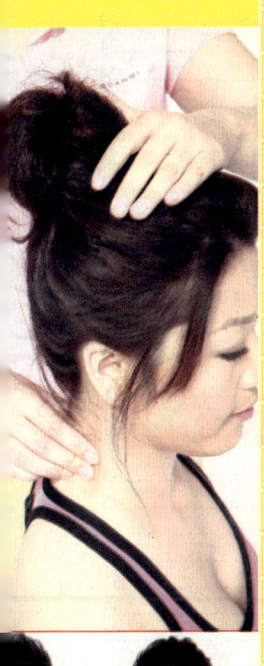

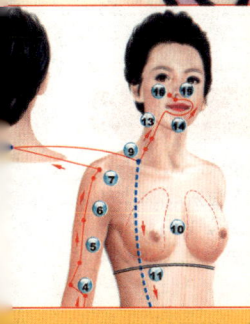

《目录》

第一章
养生疗疾的按摩是祖国中医领域必知常识

第一节　按摩简史 2
按摩的起源 2
按摩的发展 2
第二节　按摩的特点与益处 3
按摩的特点 3
按摩的益处 4
第三节　传统医学是怎么认识人体的 5
利用"阴阳学"认识人体 5
利用"五行学"认识人体 5
利用"五脏六腑"认识人体 6
第四节　认识神奇的经络 7
经络系统的组成 7
经络联系人体各部位 7
第五节　经络对身体的养护作用 8
经络帮助运行气血 8
经络是人体的随身"医师" 8
第六节　认识神奇的穴位 10
腧穴的发现 10
腧穴的分类 10
有趣的命名 11
特定穴 11
第七节　腧穴的养生疗疾作用 12
近治作用——"腧穴所在，主治所在" 12
远治作用——"经脉所过，主治所及" 12

第二章
从零开始学按摩

第一节　常用的按摩手法 15
按法 15
推法 15

拿法..................................16	**第三节　常用的按摩工具**..........23
揉法..................................16	米粒、菜籽、花籽、王不留行籽...23
摇法..................................16	圆珠笔、铅笔、钥匙............23
振法..................................17	网球..................................23
拍捶法...............................17	木槌、按摩棒、击打棒..........24
搓法..................................18	牙刷、软毛刷、浴刷............24
叩法..................................18	核桃、小球........................24
擦法..................................19	夹趾器、按摩环..................24
擦法..................................19	树木、便民健身器...............24
拨动..................................19	**第四节　常用的按摩姿势**..........25
点法..................................20	他人按摩时的常用姿势..........25
摩法..................................20	自我按摩时的常用姿势..........25
理法..................................20	**第五节　常用的按摩介质**..........26
第二节　常用的取穴方法..........21	**第六节　按摩的注意事项与禁忌**..27
根据人体体表标志取穴..........21	为成人按摩时的注意事项......27
根据手指尺寸定位取穴..........21	为婴儿按摩时的注意事项......27
根据人体骨节定位取穴..........21	不宜按摩的情形..................27

第三章

认识十四经穴

手太阴肺经..........................29	足厥阴肝经..........................43
手厥阴心包经......................31	足少阴肾经..........................45
手少阴心经..........................33	足阳明胃经..........................47
手阳明大肠经......................35	足少阳胆经..........................49
手少阳三焦经......................37	足太阳膀胱经......................51
手太阳小肠经......................39	督脉..................................53
足太阴脾经..........................41	任脉..................................55

第四章

家庭按摩常用穴位定位及功效速查

前头、面、颈部穴位及其定位法...58	背腰部穴位及其定位法..........77
侧头、面、颈部穴位及其定位法...61	上肢内侧穴位及其定位法......80
后头、颈部穴位及其定位法...64	上肢外侧穴位及其定位法......83
胸、腹部穴位及其定位法......66	下肢穴位及其定位法.............86
肩、背部穴位及其定位法......73	

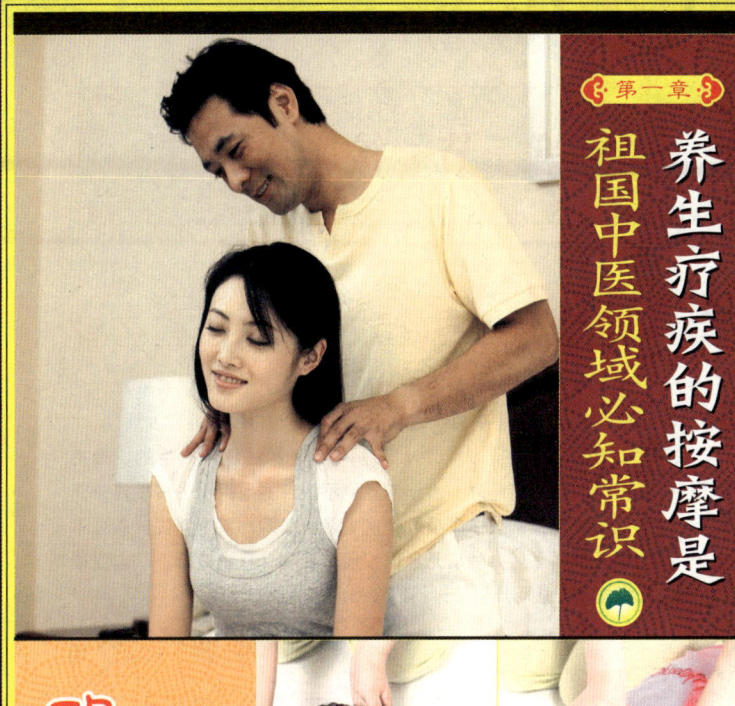

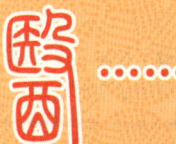

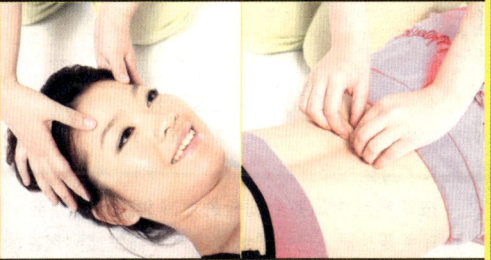

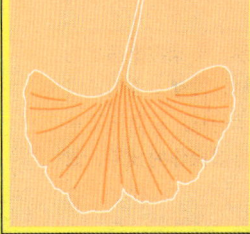

第一章 养生疗疾的按摩是祖国中医领域必知常识

按摩……

在历史的发展过程中,中医由于逐渐凸显出其独特的养生疗疾作用而深入人心。在中医这个博大精深的领域里,养生疗疾的按摩知识是初入门者的必知常识。所以,要想了解中医,就先从了解按摩开始吧。

第一节 按摩简史

按摩的起源

按摩是中国传统医学的一种医疗方法，其历史之悠长和针灸一样，几乎与中国历史同步。尤其是在明代之后，按摩更是与推拿术并驾发展。

按摩可以说是人类在与大自然和疾病作斗争的过程中产生的。最初出现按摩是因为人们在疼痛时，出于本能，不由自主地用手去按摸疼痛部位，久而久之，发现经常按按摸摸可使病痛得到缓解，甚至消失。通过不断的实践和相互传播之后，就从无意识按摸转变成有意识按摩，从自我按摩转变成互相按摩，从而产生了最初的按摩术。

按摩的发展

有关按摩的最早文字记载是甲骨卜辞《乙》，该辞记载了按摩具有治疗腹部疼痛的功效。此外，通过甲骨卜辞，我们还知道在商朝武丁时代就已经有了宫廷按摩师。

按摩经过中国各个朝代的发展和延伸，时至今日已经发展得很完善了。其主要功能，已由最初的缓解疼痛发展到现在的治病救人；其操作手法，已由最初的一两种简单手法到现在的多种手法；其按摩手段，也已由最初的简单按摩发展到现在的膏摩、药摩等。

尤其是进入21世纪后，我国的按摩术更是快速发展，临床按摩医生也大批出现，各大医院的按摩科更是受到重视。与此同时，按摩术应用范围也进一步扩大并创造出很多新的按摩疗法。随着按摩术的推广，其已不单纯是专业医生所掌握的技能了，而是大多数普通人都可以操作的技能，成为大众防病治病、保健养生的一种手段。

第二节　按摩的特点与益处

按摩术简单易行，一般不需要专业培训，只要稍微学习一段时间，就可以掌握一些简单有效的按摩方法了。所以，任何一个人都可以学习后给家人进行按摩，这不仅可以帮助家人治愈疾病、强身健体，还可以加强和家人、朋友的沟通，增加家庭的气氛，而融洽的气氛也有利于患者树立战胜病魔的信心，使患者恢复健康。现在我们就简单总结一下按摩的特点与益处。

按摩的特点

◎**治愈疾病，强身健体**。人体的穴位遍布全身，从头顶到脚尖都有能治疗疾病的特效穴位，通过按摩这些穴位，不仅可以治愈一些常见的疾病，还可以调整全身的机能、强身健体，特别适用于日常保健。

◎**经济实惠**。按摩既不要求特定地点，也无须任何专业仪器，更不需要打针吃药，只要伸出一双手就可以了。别小瞧这种零成本的按摩法，它不仅能强身健体，还能治疗一些慢性疾病。因此，可以说是一种既节约成本，又经济实惠的防病治病方法。

◎**简单易行**。按摩无须专业的培训，只要按照图表说明，照书操作就可以了，学习起来不会很困难。另外，按摩也无须繁杂的设备，只需利用手边的一些工具就可以，甚至一些家庭日用品也能派上用场。

◎**缓解急症及时有效**。按摩可以随时随地进行，简单方便；并且，一个家庭中只要有一个成员掌握了这门技术，即使家中有人深夜出现急症，也可以得到及时治疗。

◎**安全实用**。按摩是一种自然疗法，只要选择合适的穴位，手法轻重适宜，一般不会出现不良反应。目前，在自然疗法成为热门话题之后，按摩一定会发挥它安全实用的优势，造福于家庭。

◎**能够长期坚持**。按摩贵在坚持，但是去医院进行按摩不仅花费大，而且出入麻烦，许多患者都难以做到长期坚持。而家庭按摩就简便得多，可以长期坚持，所以治疗功效也就有了一定的保障。

◎**让私密性疾病避免尴尬**。有许多比较私密的疾病，如阳痿、早泄、阴道炎等，患者总不好意思去就医。但是通过自己按摩，就可以避免去医院的难堪，恢复夫妻之间的和谐，逐渐恢复正常的性生活。

按摩的益处

◎**增进夫妻感情**。随着岁月的流逝，夫妻两人在心理、体形、外貌上都会有所变化，这样就会减少对对方的吸引力，使夫妻感情难以进一步加深。性生活是夫妻生活中不可缺少的重要组成部分，但是在进入中年之后，由于生活、工作压力，很多夫妻会出现各种各样的性功能障碍，在一定程度上影响夫妻感情。而按摩不仅能通过健美美容，通过外貌取悦对方，还可以防止性功能障碍，使性生活和谐，从而从多方面促进夫妻恩爱，增进夫妻感情。

◎**利于营造家庭氛围**。家庭是一个小单元，在这个小单元里，老年人可能会因为功能衰退而出现各种老年性疾病；婴幼儿会因为身体发育尚未健全而出现消化、呼吸系统的疾病；中年人会因为工作及生活压力出现失眠等症状。这时子女若能用按摩的方法帮助长辈消除疼痛，父母若能用按摩的方法使儿女减轻痛苦，夫妻之间若能用按摩的方法使对方缓解一天的疲劳和消除机体的酸胀，那么家庭气氛就会融洽、温馨很多。

◎**对按摩双方的健康有益**。对被按摩者而言，身体与心理都得到了益处；对按摩者来说，由于按摩时全身关节活动，血脉流通，而手指的不断运动更有利于脑部血液循环的改善，对其本身也是有益处的。

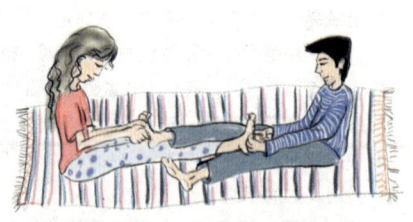

家人互相按摩，不仅有益于按摩双方，还有利于营造家庭氛围、增进夫妻感情

第三节　传统医学是怎么认识人体的

人的身体犹如一台机器，人体的各个器官就是构成这台"机器"的零件。这些零件之间的关系是密不可分的，既相辅相成，又相互作用，一旦其中任何一个零件失灵，都会阻碍这台"机器"的运转。

另外，人体的这台"机器"还会受到外因的影响，比如在自然环境中，人体既要一边适应着它的变化，不至于被淘汰，又要一边抵抗着它的变化，与自然进行顽强的斗争！人体这种自身的整体性以及和环境的协调性，即为中医学强调的人体整体观。

利用"阴阳学"认识人体

在这台"人体机器"中，哪些"零件"为主，哪些"零件"为辅呢？中医学以阴阳五行为理论基础，把人体的心脏定为中心，气血津液为基本物质，然后由各条经络系统将人体这台"机器"连接起来。此外，中医学还就"阴阳学"将人体进行了划分。其中，人体的上部为阳，下部为阴；四肢外侧为阳，内侧为阴；体表为阳，体内为阴；背面为阳，腹部为阴；六腑为阳，五脏为阴。

利用"五行学"认识人体

除了将"阴阳学"应用于人体，中医学还将"五行学"应用于人体。中医学认为，人体主要由三种物质组成，即气、血和津液。这三种物质是脏腑正常生理活动的产物，更是人体生命活动的物质基础。人体与这三种物质之间是相辅相成的关系，人体会随着它们的改变而发生变化，而人体一旦发生病变，也会通过它们体现出来。

利用"五脏六腑"认识人体

我们除了经常听到"气血津液"这个词，还会经常听到"五脏六腑"这个词。那么，何谓五脏六腑？"五脏"即为心、肝、脾、肺、肾。"六腑"即为胆、胃、小肠、大肠、膀胱、三焦。

心：《内经》中说："心者，五脏六腑之大主"，可见心的地位是重如千钧了！心的主要功能为：主血脉、主神志、主汗、开窍于舌。此外，心与小肠还有着表里的关系；心与脾也是互相影响的关系；心与肾还有"水火相济""心肾相交"的关系。

肺：肺在人体中的地位可谓"千人之上、一人之下"，"一人"指的便是重如千钧的心。肺的主要功能为：辅佐心脏调节气血的运行；主气、司呼吸；通调水道，开窍于鼻、外合皮毛。

脾：脾的"工作"就是管理"人体血库"。脾的含血量非常丰富，主要负责在紧急情况下向人体补充血液。此外，脾还具有吞噬、消灭衰老的红细胞、血小板和退化的白细胞以及血液中的细菌、原虫和异物的功能。

肝：《素问·灵兰秘典论》中提及，"肝者，将军之官，谋虑出焉"。为什么把肝比作"将军"？因为肝具有调节精神情志、促进消化吸收、维持气血和津液运行的作用。另外，肝还具有贮血、养目、主筋的功能。

肾：肾的主要"工作"为过滤血液中的杂质、维持体液和电解质的平衡以及调节血压。

小肠：小肠与心互为表里，主要功能是消化和吸收食物。

大肠：大肠与肺互为表里。大肠是人体对食物进行"取其精华，去其糟粕"的最后一步，即吸收粪便中的"营养"及排泄出无用的粪便。

胃：胃和脾皆为消化系统的"肝器"，只是两者的"喜好"不同，脾喜燥恶湿，胃喜润恶燥。另外，脾的特征是主升，胃则主降。

胆：胆与肝既是"近邻"，又有经脉相互络属，有着互为表里的关系。胆的主要功能为贮藏和排泄胆汁。

膀胱：膀胱与肾互为表里，主要功能为排尿和贮尿。

三焦：三焦与心包互为表里。三焦是脏腑之间的一个通道，以人体的部位及内脏的区别为界线，三焦又可分为上焦、中焦和下焦。

第四节　认识神奇的经络

经络是经脉和络脉的总称。如果把经络比作一棵大树的话，经脉就好比是这棵大树的树干，而络脉就如同这棵大树纵横交错的树枝，这些"树枝"是经脉的分支，遍布全身，无所不至。

经络系统的组成

经络系统主要由十二经脉、十五络脉、十二经别、十二经筋、十二皮部、奇经八脉以及难以计数的孙络、浮络等组成。

在众多经络中，十二经脉是主体，因其恰好有十二条，所以又被称为"十二正经"，主要工作为保持气血运行的畅通；奇经恰好有八条，所以称为"奇经八脉"，其主要作用为调节十二经脉。所以，十二正经和奇经八脉组成了经脉系统。

络脉主要由除经脉外的其他系统组成，其中十五络脉又被称为"别络"，属于络脉中最大的分支，而孙络是络脉中最细小的分支，浮络则是浮行在浅表部位的支脉。

经络联系人体各部位

经络有着联系脏腑、沟通内外、运行气血、营养全身、抗御病邪、保卫机体等作用。人体的五脏六腑、四肢百骸、五官九窍、皮肉筋骨等组织器官之所以能保持相对的协调与统一，完成正常的生理活动，完全是依靠经络系统的联系沟通而实现的。经络中的经脉、经别与奇经八脉、十五络脉在人体中纵横交错、入里出表、通上达下、联系人体各脏腑组织；经筋、皮部联系着肢体的筋肉皮肤；而浮络和孙络则联系着人体的各个细微部分。

第五节 经络对身体的养护作用

经络帮助运行气血

气血是人体生命活动的物质基础，人体内的各组织器官只有得到气血的温养和濡润才能维持正常的生理功能。经络是人体气血运行的通道，可将各种营养物质输送到全身各组织器官，使脏腑组织得到营养，筋骨得以濡润，关节得以通利。

另外，外邪侵犯人体常是由表及里、先从皮毛开始的，而卫气充实于络脉，络脉散布于全身而密布于皮部，所以当外邪侵犯机体时，卫气首先会发挥其抗御外邪、保卫机体的屏障作用。

经络是人体的随身"医师"

如果我们掌握了经络的循行分布特点，充分利用经络和穴位对生理、病理、诊断、治疗等方面的作用来进行自我保健、预防及治疗疾病，就等于随身带了一个医疗队。

如果说人体是一个医疗队的话，那么经络就是这个医疗队中的医师，穴位即治病之灵药。任督二脉和十二正经合称为十四经脉，是人体中"流动医疗队"的骨干，在自我保健和预防、治疗疾病中起着主要的作用。

任督二脉是主任医师

任督二脉具有明确穴位。其中任脉主血，为阴脉之海；督脉主气，为阳脉之海。由此可见，其分别对十二正经起着主导作用，对整个"医疗部"起着督导和统率的作用，又是医疗过程的直接执行者，比如当十二经脉气血充盈时，就会流溢于任督二脉。

十二经脉是各科主治医师

十二经脉各有各的脏腑和循行分布部位,其防治的疾病也有所侧重,其功能就如同各有专长的各科主治医师。在经络的这个"医疗部"中,担任"主任医师"的任督二脉和担任"主治医师"的十二经脉要相互配合,才能保证医疗过程的顺利进行,即任督二脉与十二经脉要互相调节,才能保证人体的健康,保证身体每个部位的正常工作。

络脉是随身的各级医护人员

络脉就像分属于各科的各级医护人员一样,纵横交错,网络周身,无所不至,是维系健康的纽带。无论是大的别络,还是细小的浮络和孙络,都默默地为人体贡献着自己的力量。

冲脉、带脉、跷脉、维脉是各功能科室主任

在经络这一随身医疗队中,奇经八脉中的冲脉是十二经脉之海,调节十二经脉气血;带脉约束纵行诸脉;阴、阳跷脉"分主一身之阴阳",具有濡养眼目、司眼睑开合和下肢运动的作用;阴维脉和阳维脉"维络诸阴阳",主一身之表里;冲脉、带脉、跷脉、维脉与人体十二经脉之间就像各功能科室主任和各科主治医师之间的关系。

奇经八脉就是这样沟通了十二经脉之间的联系,将部位相近、功能相似的经脉联系起来,起到统摄有关经脉气血、协调阴阳的作用,对十二经脉气血有着蓄积和渗灌的调节作用。

十二皮部和经筋是接诊医师

十二皮部和经筋就像这个医疗队的接诊医师,永远站在人体最前线。十二经筋的主要作用是约束骨骼,协调关节活动。十二皮部则是经脉的气血在皮肤内的分布。皮肤是人体系统的第一道防火墙,可以保护肌体,抵抗病魔入侵。另外,当我们的内脏和经络出现问题时,也会在皮肤上有所反映。

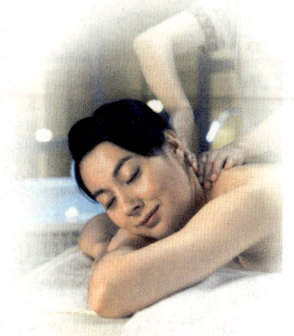

经常按摩经络可以强身健体、祛病养颜。

第六节　认识神奇的穴位

腧穴的发现

远古时代，我们的祖先一旦身体的某一部位或脏器产生疾病，就会在疼痛部位进行砭刺、叩击、按摩、针刺、火灸等。他们发现这样可以减轻或消除疼痛，于是就把这些部位视为一些特定的点。这种取疼痛部位进行刺激的方式是发现腧穴的最初阶段。随着经验的积累，人们发现刺灸某些"部位"或"点"时，有酸、麻、胀、痛等特殊的感觉，并沿一定路线传导和扩散，有些疾病还会沿着一定路线出现热、寒、凉、抽搐、皮疹或红肿疼痛等现象，于是人们发现了经络，此为经络的雏形。

随着生产力的进一步发展，人们总结了很多治疗疾病的方法，对其的认知也越来越深入，于是较为系统的腧穴理论便应运而生，并且可以根据腧穴（即人们常说的"穴位"）的主治功能和体表特征加以命名并进行取穴定位。

腧穴的分类

我们把腧穴分成三类：十四经穴、奇穴和阿是穴。十四经穴是指属于十二经脉、任脉、督脉的腧穴，共有361个穴名，是腧穴中最主要的部分，简称"经穴"。其中，十二经脉腧穴均为左右对称的，一名双穴；任脉腧穴和督脉腧穴分布于身体前后正中线上，一名一穴，为单穴。奇穴，也称"经外奇穴"，是指有名称和定位但是没有归入十四经脉系统的穴位，它们的治疗范围比较单一、特殊，如小腿上治疗急性单纯性阑尾炎的阑尾穴等。此外，没有固定位置、随压痛点而定的穴位被称为"阿是穴"，也称"不定穴"。

有趣的命名

人体上的穴名多是本于天文、地理、人体、建筑、功能、形象、脏腑、经脉、气血、精神、阴阳、八卦、音律、度量、传说、历史等。

◎**根据所在部位命名**。若腧穴名称中含有谷、池、溪、渊、泉等字样，则该穴多位于四肢躯干的凹陷处，如阳谷、阳池、阳溪、太渊、渊腋、极泉等；若腧穴名称中含有冲、迎等字样，其位置多在人体的动脉搏动处，如大迎、冲门等。

◎**根据治疗作用命名**。如耳前之听会穴、听宫穴，针刺可使听觉会聚，有聪耳之功；胆经之光明穴，膀胱经之睛明穴、承光穴，针刺之有提高视力之效；大肠经之迎香穴，针刺之可恢复嗅觉，可有效治疗鼻塞。

◎**利用天体命名**。如紫宫、天枢、华盖等穴。

◎**利用地貌命名**。如承山、商丘、太溪、合谷、曲池等穴，就是以地貌之名表示穴位概念的。肌肉之间大的凹陷称为"谷"，小的凹陷称为"溪"。

◎**借助建筑物命名**。如中庭、步廊、库房、云门等穴。这些穴位的命名，大的涉及行政区划分，小的涉及楼堂府舍。

◎**参照动植物命名**。如伏兔穴，位于大腿，其形状像一只伏卧的兔子，故名伏兔。又如鱼际穴，位于手掌，其形状像一条鱼，所以称为鱼际。诸如此类的穴位名还有很多。

◎**结合中医理论命名**。气海、血海、神堂等穴以其生理功能来命名；阳陵泉(外)、阴陵泉(内)等穴以阴阳来命名；承浆、承泣等穴则以气血脏腑功能来命名。

特定穴

在十四经脉腧穴中有许多特殊作用的腧穴，根据它们的分布和主治作用的不同，又分为五腧穴、原穴、络穴、郄穴、背俞穴、募穴、交会穴、八会穴和八脉交会穴等。

第七节 腧穴的养生疗疾作用

经络上的某个穴位除了对局部起作用，还对它所归属的经脉起始端及结束端的部位和器官起着重要的作用。

近治作用——"腧穴所在，主治所在"

近治作用是所有腧穴主治作用所具有的共同作用，凡是腧穴均能治疗该穴所在部位及邻近组织器官的病证。

例如：悬颅、颔厌可治偏头痛；面目浮肿，取水沟、前顶；耳聋气闭，取听会、翳风；上肢病痛可取肩井、曲池、合谷；下肢病痛则取环跳、委中等；取肺俞、风门、天突等穴，可治疗肺部疾患；取心俞、巨阙、章门等穴，可治疗心脾胸胁疾患；取中脘、天枢、大肠俞等穴，可治疗胃肠疾患；取肾俞、关元、中极、维道等穴，可治疗泌尿、生殖系统疾患等。这些都是腧穴治疗局部体表或邻近内脏疾患的例子。

正是由于每条经脉的经穴都存在这个特性，因此，应用经穴治疗局部体表或邻近内脏疾患，往往可以不受经脉所循线路的制约，而体现出横向、阶段性的主治规律。以足少阴肾经腧穴为例：足底的涌泉可治足心热；足跟的大钟可治足跟痛；腓肠肌下端的筑宾可治小腿内侧痛；小腹部的横骨、大赫可治生殖、泌尿系统疾病；上腹部的幽门、通谷可治胃肠病；胸肠部的俞府、神藏可治肺脏病。

远治作用——"经脉所过，主治所及"

在十四经穴中，尤其是十二经脉在四肢肘脉以下的腧穴，不仅能治局部病证，而且能治本经循行所涉及的远隔部位的组织、器官、脏腑的病证，甚至具有治疗全身病患的作用。这就是腧穴的远治作用。

"肚腹三里留，腰背委中求，头项寻列缺，面口合谷收""头面之疾寻至阴，腿脚有疾风府寻，心胸有病少府泻，脐腹有病曲泉针"。这些四穴总歌所表达的意思就是腧穴的远治作用。然而，这些穴位为什么能够治疗八竿子打不到一块儿的疾病呢？

经穴的远治作用与经络的循行分布是紧密相连的。例如，手少阳心经上肘以下的穴位一般都能预防和治疗心血管系统、神经系统、大脑等部位的疾病，而手少阳心经所出现的病候又同该条经脉上的穴位主治功能基本一致。一旦人体出现心血管疾病，如心脏病、高血压等，中医医师就会取该经脉上的穴位予以施治。

现如今，临床上也常取合谷治疗牙痛，内关治疗胃脘痛，后溪、中诸治疗颈项扭伤，足三里、上巨虚治疗胃肠疾患等，这些正是根据经络循行路线取远道穴位治疗病痛理论的具体操作，效果显著。其他如上病下取、下病正取、中病旁取、左右交叉及前后对刺等，同样是基于经络远治学说的原理。

根据经络学说的叙述，每条经脉上所分布的穴位是这条经脉脉气所发的部位。如果这条经脉发生了异常变化，可通过刺激这条经脉的穴位以调整经脉、脏腑的气血，从而治愈疾病。

国医小课堂

我们日常生活中出现的头痛都跟经络有着哪些关系呢？

◎**偏头痛**。偏头痛多与三焦经和胆经有关，可通过按摩或敲打三焦经进行治疗。

◎**前额和眉棱骨痛**。该症一般属于阳明经病证，可通过按摩足阳明胃经或用大拇指由陷谷穴向内庭穴方向推摩进行治疗。

◎**太阳穴痛**。可以通过按摩太阳穴进行治疗。

◎**头痛如裹**。中医认为，头痛如裹是因为脾虚湿盛、湿邪困阻清窍所致。所以，按摩脾经可治疗，如按摩脾经的阴陵泉穴。

◎**一侧头痛**。如果是左边头痛，可按摩肾经的筑宾穴或肝经的曲泉穴；如果是右边头痛，可以按摩肺经的尺泽穴和肾经的复溜穴。

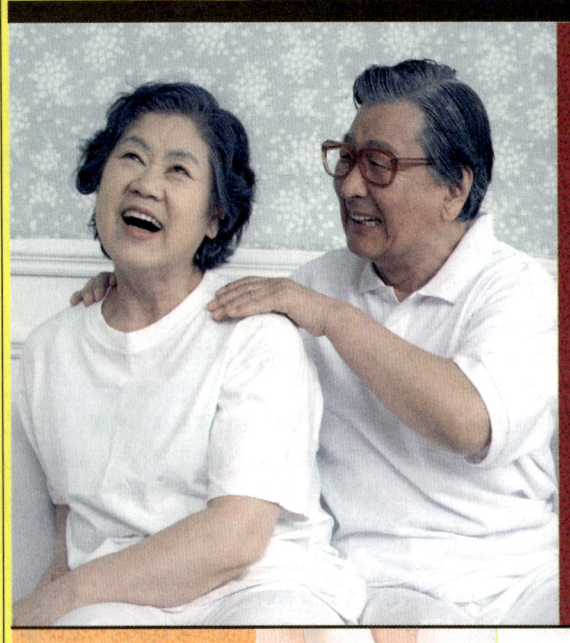

第二章 从零开始学按摩

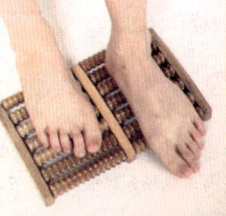

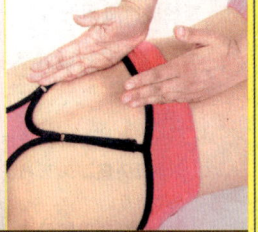

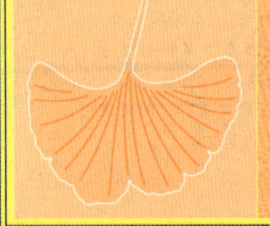

如果说认识了经络和穴位是迈入按摩大门的第一步，那么只有掌握了按摩的常用手法、学会了常用的取穴方法、了解了常用的按摩工具，才能随时随地享受按摩为自己、为家人带来的无限轻松。

第一节　常用的按摩手法

按法

以手指指腹或手掌掌面着力于治疗部位或穴位上，逐渐用力下按，按而留之（不捻动），此为按法。临床上常分为指腹按、屈指按、屈肘按、双掌重叠按。指腹按是用手指指腹下按，如果施力不足，可用双手拇指重叠下按；屈指按是用屈曲的指间关节突起部按下；屈肘按是按摩者屈臂，用肘关节鹰嘴突起下按（图①）；双掌重叠按一般是按摩者腕背屈，左手手掌放于右手手背上，双手重叠下按。

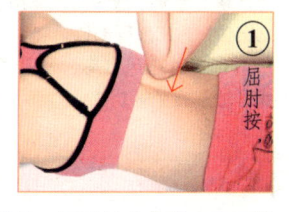

按法有疏松肌筋、消除肌肉紧张、温中散寒、调和气血、抑制神经亢进、缓解神经性疼痛等功效。

推法

以手指指腹、手掌或拳面着力于人体一定部位或穴位上，用力向一定方向推动，此为推法。临床上常分为平推法、直推法、旋推法、分推法（图②）、一指禅推法等。平推法又分为拇指平推法、掌平推法和肘平推法。用拇指指腹着力，按经络循行或肌纤维平行方向推进，称为拇指平推法；用手掌掌面平贴于皮肤上，以掌根为重点向一定方向推进或双手掌重叠向一定方向推进，称为掌

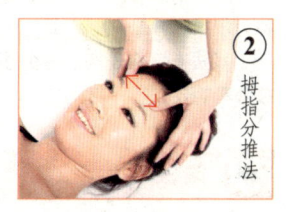

平推法；屈肘后用肘关节鹰嘴突着力向一定方向推进，称为肘平推法。

推法有疏通经络、行气消瘀、放松皮肤、调节神经等功效。

拿法

以拇指和食指、中指或拇指和其余四指的指腹，相对用力紧捏患部或穴位，随之提起，一松一紧地拿按，此为拿法。本法常作为推拿的结束手法使用，适用于颈项、肩部（图③）、四肢等部位。

③ 拿肩法

拿法有祛风散寒、舒筋通络、开窍止痛、缓解疲劳等功效。

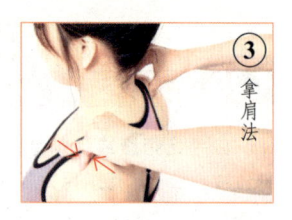

揉法

将手指指腹、手掌鱼际部或手掌掌面放在身体体表部位或穴位上，轻柔缓和地进行回旋揉动，此为揉法。临床上常分为指揉法、鱼际揉法和掌揉法。用手指指腹或指端轻按在某一穴位或部位上，做轻柔的小幅度回旋揉动，称为指揉法；用手掌的大鱼际部分轻按在一定的部位或穴位上，轻柔地回旋揉动，称为鱼际揉法；用掌根部着力，手腕放松，以腕关节连同前臂做小幅度的回旋揉动，称为掌揉法（图④）。

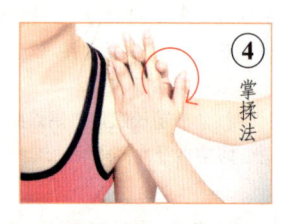

④ 掌揉法

揉法有宽胸理气、消积导滞、活血化瘀、疏通经络、消肿止痛、缓解疲劳等功效。

摇法

以关节为轴心，摇动肢体并使之做顺势回旋运动，此为摇法。本法可应用于双轴和多轴关节，如腕关节摇动、肩关节摇动等。临床上习惯将缓慢地摇动称为运法，将大幅度地转摇称为盘法。进行颈部摇法时，可让被按摩者取坐位，颈部放松，按摩者站在侧后方，一手扶住被按摩者后枕部，另一手托住其下颌，做缓慢地环旋摇动（图⑤）；进行腰部摇法时，被按摩者站立，弯腰扶住床边，按摩者站在侧后方，一手托住其腹部，另一手扶住其腰部，两手相对用力，环旋摇动腰部；进行肩部摇法时，以右肩为例，按摩者站在被按摩者右后方，左手扶按被按摩者的右肩，右手握住被按摩者的右腕部，环旋摇动肩关节，也可用右手托住被按摩者右肘，环旋摇动其肩关节；进行膝部摇法时，被按摩者仰卧，按摩者站在其身侧，一手扶膝，另一手托踝，环旋摇动膝关节。也可俯卧，按摩者一手扶大腿下段的后侧，另一手扶足跟部，环旋摇动膝关节；进行踝部摇法时，被按摩者仰卧，按摩者一手托其足跟部，另一手握其前足部，环旋摇动踝关节。

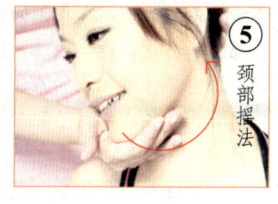

摇法有松解粘连、滑利关节、增加肢体活动能力等功效。

振法

将单手指腹或手掌掌面紧贴在穴位上，做持续震颤的按摩法为振法。临床上常分为指振法、掌振法和电振法。将手掌放于腹部或腰部，做持续快速的上下颤动，称为掌振法（图⑥）；用食指、中指指腹贴于穴位，做持续快速的上下颤动，称为指振法，主要用于百会、中脘、关元等穴。

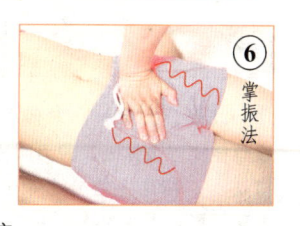

振法有通行腹气、调理胃肠功能、调节神经、解痉止痛、放松肌肉等功效。

拍捶法

五指并拢，掌指关节微屈，用虚掌拍打（图⑦），或者五指并拢，用手掌尺侧（靠近小手指那侧）拍打身体某一部位的方法，称为拍法；用空心拳或拳侧面捶击身体某部位的方法，称为捶法。拍法分为指拍、指背拍和掌拍；捶法分为卧拳捶和侧拳捶。

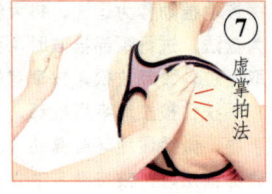

⑦ 虚掌拍法

拍捶法有行气活血、疏通气血、放松肌肉、祛风散寒、消除肌肉疲劳、缓解局部酸胀等功效。

搓法

以双手的掌面或掌侧挟住一定部位，相对用力做快速搓揉动作，同时做上下往返移动，其作用力可达肌肉、肌腱、筋膜、骨骼、关节囊、韧带等处，此为搓法。本方法适用于四肢及胁肋部。临床上常分为掌搓法（图⑧）和侧掌搓法。

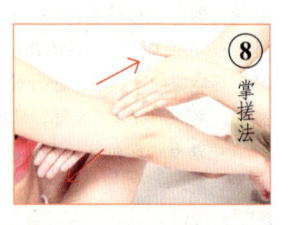

⑧ 掌搓法

搓法有调和气血、舒通经络、通利关节、放松肌肉、消除疲劳等功效。

叩法

以拳背、掌根、掌侧小鱼际、指尖或桑枝棒叩击体表，即为叩法，也称"击打法"。临床上常分为拳击法、小鱼际击法、指尖击法和棒击法等。五指微屈，用五指指端敲打穴位的方法，称为指尖击法，适用于头面部、胸腹部；手指自然松开，手腕伸直，用掌根叩击体表，称为掌击法，适用于头顶、腰臀及四肢部；一手五指虚握，以拳背打体表，称为拳叩法（图⑨）；小鱼际击法适用于腰背及四肢部；棒击法适用于头顶、腰臀及四肢部。

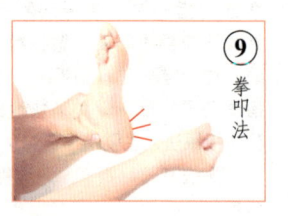

⑨ 拳叩法

叩法有舒筋通络、调和气血、缓解疲劳等功效。

滚法

滚法是将掌指关节略为屈曲，用手掌的背面小指尺侧部紧贴于皮肤体表处用力，连续摆动腕掌部，进行前臂旋转和腕关节屈伸的协调运动，并在身体上进行滚动的一种手法（图⑩）。

滚法有疏通气血、祛除寒邪等功效。

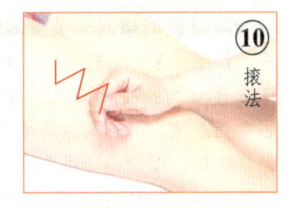

⑩ 滚法

擦法

用手指或手掌在皮肤上来回摩擦，称为擦法。临床上常分为手指擦法、鱼际擦法和掌擦法。用拇指、食指、无名指和小指的指腹面来回摩擦肌肤，称为手指擦法；用手掌的小鱼际或大鱼际来回摩擦肌肤，称为鱼际擦法；用手掌来回摩擦肌肤，称为掌擦法（图⑪）。

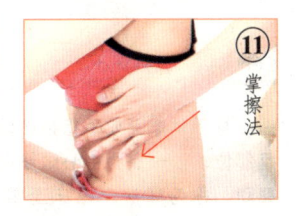

擦法有祛除寒邪、益气养血、活血通络、加快血液循环、消肿止痛、祛风除湿、温经散寒等功效。

⑪ 掌擦法

拨动

将手指端嵌入软组织缝隙中，然后做横向拨动，称为拨法。临床上常分为拇指拨法、掌指拨法和肘拨法。以一手拇指指腹置于施治部位，另一手手掌置于该拇指之上，以掌发力，以拇指着力，垂直于肌腱、肌腹、条索间，往返推动，称为掌指拨法（图⑫）。

拨动具有缓解肌肉痉挛、松解组织粘连、舒筋通络、滑利关节、消肿止痛等诸多作用。

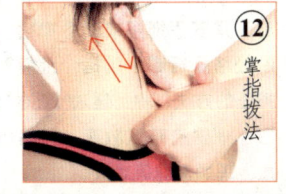

⑫ 掌指拨法

点法

以屈曲的指间关节突起部分为着力点，按压于某一治疗点上，称为点法。临床上常分为拇指端点法、屈拇指点法和屈食指点法。拇指端点法是手握空拳，拇指半弯屈，以拇指端用力点压于治疗部位（图⑬）；屈拇指点法是以手握拳，拇指屈曲抵住食指中节的桡侧面，以拇指指间关节桡侧为着力点压于治疗部位；屈食指点法是以手握拳并突出食指，用食指指间关节为力点压于治疗部位。

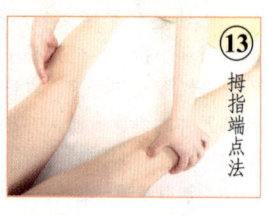

点法有开通闭塞、活血止痛、调整脏腑等功能。

⑬ 拇指端点法

摩法

将手掌掌面或手指指面轻放于体表治疗部位，以一点为中心做环形、有节律的摩动，称为摩法。临床上常分为指摩法和掌摩法两种。用手指指面进行按摩，称为指摩法（图⑭）；用手掌掌面进行按摩，称为掌摩法。

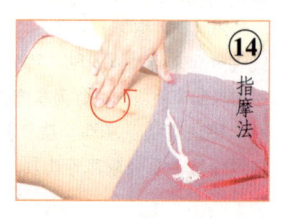

摩法有祛除寒邪、理气和中、健脾和胃、疏通经络、活血止痛、散瘀消积、调整脏腑、温中散寒等功效。

⑭ 指摩法

理法

用双手拇指或单手拇指、中指、食指沿经络循行部位或指、趾腱等处施以夹持捋理的方法，称为理法（图⑮）。

理法有疏风散寒、通络止痛、行气活血、理顺筋脉等功效。

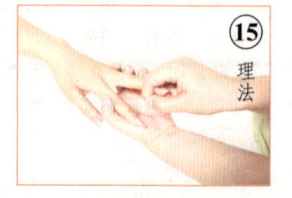

⑮ 理法

第二节 常用的取穴方法

根据人体体表标志取穴

有些穴位是以人体身上的部位而定,可直接寻找到人体体表标志而取穴。例如,印堂穴在两眉中间;鱼腰穴在眉毛中线处;膻中穴在两乳中间。

根据手指尺寸定位取穴

以被按摩者本人的手指作为标准度量取穴,称为"同身寸"。

◎**拇指同身寸**。被按摩者拇指中节的宽度为1寸(图①),适用于四肢部取穴。

◎**中指同身寸**。被按摩者中指中节两侧横纹头的距离为1寸(图②)。

◎**目横寸**。被按摩者目内眦角至目外眦角的距离为1寸。

◎**三指横寸**。被按摩者中指、食指、无名指并起来,其中间宽度为2寸(图③)。

◎**四指横寸**。被按摩者食指、中指、无名指、小指并起来,其中间宽度为3寸(图④)。

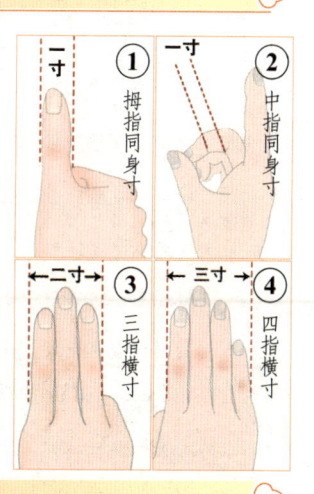

根据人体骨节定位取穴

以人体的骨节作为标志测量全身各个部分的大小、长短,并依其尺寸折合成比例作为定穴的标准,也称为"骨度分寸"法(详见下表)。

人体全身骨度分寸表

部位	起止点	折量寸	度量法	说明
头部	前发际到后发际	12寸	直	如前发际不明,从眉心至大椎穴作18寸,眉心至前发际3寸,大椎穴至后发际3寸
头部	前额两发角之间	9寸	横	
头部	耳后两乳突之间	9寸	横	用于测量头部的横寸
胸腹部	天突到歧骨(胸剑联合)	9寸	直	胸部与胁肋部取穴直寸,可根据肋骨计算,每一肋骨折作1.6寸
胸腹部	歧骨到脐中	8寸	直	
胸腹部	脐中到横骨上廉(耻骨联合上缘)	5寸	直	胸腹部取穴横寸,根据两乳头间的距离折量,女性用锁骨中线代替
胸腹部	两乳头之间	8寸	横	
背腰部	大椎以下至尾骶	21椎	直	背腰部俞穴以脊椎棘突标志作为定位依据
身侧部	腋以下至季胁	12寸	直	季胁指第11肋端下方
身侧部	季胁以下至髀枢	9寸	直	髀枢指股骨大转子高点
上肢部	腋前纹头至肘横纹	9寸	直	用于手三阴、手三阳经骨度分寸
上肢部	肘横纹至腕横纹	12寸	直	
下肢部	横骨上廉至内辅骨上廉	18寸	直	内辅骨上指股骨内侧髁内辅骨下指胫骨内侧髁内踝尖指内踝向内的凸起处臀横纹至膝中,可作14寸折量膝中的水平线,前平膝盖下缘,后平横纹,屈膝时可平膝眼穴
下肢部	内辅骨下廉至内踝尖	13寸	直	
下肢部	髀枢到膝中	19寸	直	
下肢部	膝中到外踝尖	16寸	直	
下肢部	外踝尖到足底	3寸	直	

第三节　常用的按摩工具

米粒、菜籽、花籽、王不留行籽

在割成1厘米见方的胶布的中央，放置一粒生米、花子或王不留行籽（图①），然后贴在穴位上。此方法可给穴位带来长时间的微量刺激。在指压或按摩后以此方法刺激穴位，具有使按摩效果长期保持的功能。

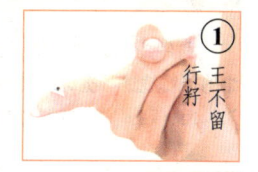

① 王不留行籽

圆珠笔、铅笔、钥匙

以手指做指压时，不能好好使力者可利用圆珠笔（图②）、钥匙或铅笔等来刺激穴位。一般来说，圆珠笔和铅笔压住穴位部分的面积较广，刺激较缓和；钥匙压住穴位部分的面积较小，刺激量较大。

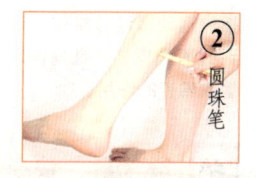

② 圆珠笔

网球

网球可用于脊椎骨的两侧的穴位。具体的操作是：仰卧，将球放在背部穴位的位置，借助身体的重量和网球适度的弹性来刺激穴位。此外，网球也可用于刺激脚底的穴位（图③）。具体操作是：坐在椅子上，将网球置于脚底并滚动它，此方法对刺激涌泉等穴位十分有效。

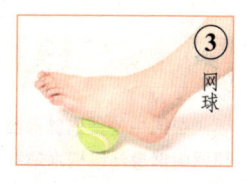

③ 网球

木槌、按摩棒、击打棒

　　用木槌击打肩部、背部、大腿等区域较大的部位，可以减缓疲劳、疏通筋骨；也可用按摩棒（图④）突出的一端进行击打按摩；击打棒击打的力度比较小，可避免身体受到伤害。

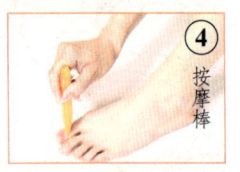

④ 按摩棒

牙刷、软毛刷、浴刷

　　利用牙刷、软毛刷（图⑤）、浴刷沿着经络的循行线进行梳理或刷擦，可以代替摩法或擦法。但一定要保持力度均衡，不可将皮肤划破。

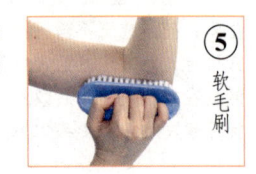

⑤ 软毛刷

核桃、小球

　　用手握住两个核桃（图⑥）或小球，用手指的运动带动核桃或小球相互摩擦转动，可达到锻炼手指灵活性的按摩效果。经常运动还有健脑增智的作用。

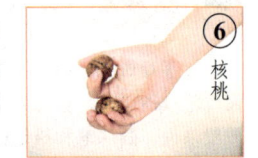

⑥ 核桃

夹趾器、按摩环

　　夹趾器和按摩环可锻炼脚趾的灵活性并按摩足部，可用夹趾器夹住脚趾来进行穴位按摩；或者将脚伸入按摩环内，上下移动来刺激小腿部穴位。

树木、便民健身器

　　公园中的便民健身器、树木都可以成为按摩工具。具体的做法是：背部朝向健身器或树木站立，用自身的背部撞击、摩擦健身器或树木，以达到按摩效果。

第四节 常用的按摩姿势

他人按摩时的常用姿势

在家庭按摩中，如果是他人按摩，被按摩者可以选择坐位、跪坐、仰卧、俯卧等姿势，按摩者可以采取方便按摩的姿势，如站立或屈膝跪坐皆可（图①、图②）。

按摩者在进行按摩时要掌握各种按摩方法，如按压各穴位时，要伸直双臂，除用手指或掌心施压外，也可借助自身重力的作用施压。

自我按摩时的常用姿势

一般来说，头面部、颈部、胸腹部、上肢、下肢的穴位比较容易按摩，但是腰背部的穴位操作起来较难。下面介绍几种腰背部的按摩姿势：

◎取跪坐位，上身挺直，头颈尽量后仰，双手握拳，用拳头上突出的关节按压腰背部穴位（图③）。

◎取跪坐位，腰部挺直，双手叉腰，拇指在后，其余四指在前，用拇指指腹按揉腰部穴位。

◎仰卧，双手握拳，用拳头上突出的关节对准腰背部穴位，利用自身的体重向下施压（图④）。

◎自我按摩时，也可利用小道具按摩腰背部穴位，如浴刷、热水袋、按摩棒、树木等。

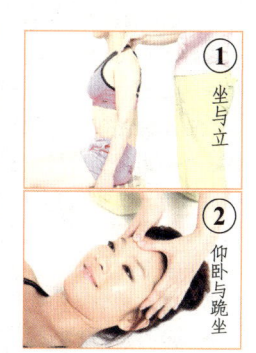

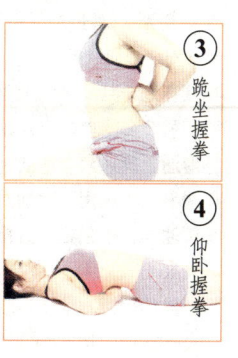

① 坐与立

② 仰卧与跪坐

③ 跪坐握拳

④ 仰卧握拳

第五节 常用的按摩介质

　　进行按摩时，为了保护皮肤或增强按摩疗效，有时可以选择一些推拿按摩介质，以便使按摩达到最佳效果。按摩介质就是指在按摩时，可在按摩者手上或被按摩者的肌肤上涂抹的一些油类、水、膏粉状物品，以减少按摩过程中产生的摩擦，同时也可借助药物的渗透作用增强按摩疗效。

◎**生姜汁或葱姜汁**。生姜汁和葱姜汁具有散寒理气、温经通脉的作用，适用于受了风寒及寒凝气滞的人。

◎**滑石粉（也可用爽身粉代替）**。滑石粉具有祛湿养肤的作用，适用于容易出汗的肌肤或夏天天热汗多者。

◎**按摩膏**。按摩膏具有润滑肌肤的作用，多用于皮肤干燥的被按摩者。

◎**鸡蛋清**。鸡蛋清能够滋养肌肤，适用于美容按摩，对面部肌肤尤益。

◎**红花油**。红花油具有通经活络、活血止痛的功效，多用于关节、肌肉扭伤或跌伤。

◎**麻油**。麻油具有活血补益之功，适用于病后虚弱和年老体弱者，也可用于婴幼儿。

◎**精油**。精油包括单方精油和复方精油，是纯天然植物提取物结合现代科技精制而成的，可对细胞起到修复的作用。具体使用方法是：取适量精油于按摩部位，以专业手法进行按摩，10～20分钟后洗净即可。

◎**白酒（或药酒）** 白酒具有温经止痛、活血通络的功效，多数情况下用于治疗跌打损伤所致的疼痛或肿痛等外伤性疾病。

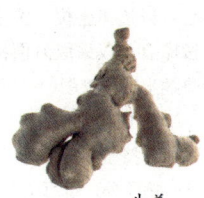

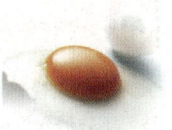

生姜

蛋清

白酒

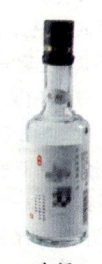

第六节 按摩的注意事项与禁忌

为成人按摩时的注意事项

◎按摩前要用热水洗手，以保证手的清洁卫生。
◎按摩前要修剪指甲，指甲要与指腹顶端平齐。
◎腰部肾区不宜用拍法和击打法，以免损伤肾脏。
◎按摩时间以每次20～30分钟为宜，按摩次数以12次为一个疗程。
◎饱食之后不要急于按摩，一般以饭后2小时左右进行为宜。

为婴儿按摩时的注意事项

◎刚出生的婴儿由于脐带还没脱落，所以尽量不要做腹部按摩。
◎按摩时可以先从脸部开始，这样婴儿比较有安全感。
◎按摩的力度要适中，不能太轻，像是瘙痒，也不能太重，婴儿会痛。
◎按摩的最佳时机是在两餐之间，千万不能一吃饱就进行，以免婴儿呕吐。
◎要选择在一个温暖舒适的平面上给婴儿做按摩，室温最好在25℃左右。

不宜按摩的情形

◎女性月经期及妊娠期不宜对腹部进行按摩。
◎急性软组织损伤导致的局部组织肿胀处不可按摩。
◎具有严重心、肝、脾、肺、肾功能不全的患者不可进行按摩。
◎患有肝炎、结核病、溃疡性皮肤病、血友病、白血病、急性阑尾炎、胃穿孔、胃及十二指肠溃疡等疾病的患者不宜进行按摩。

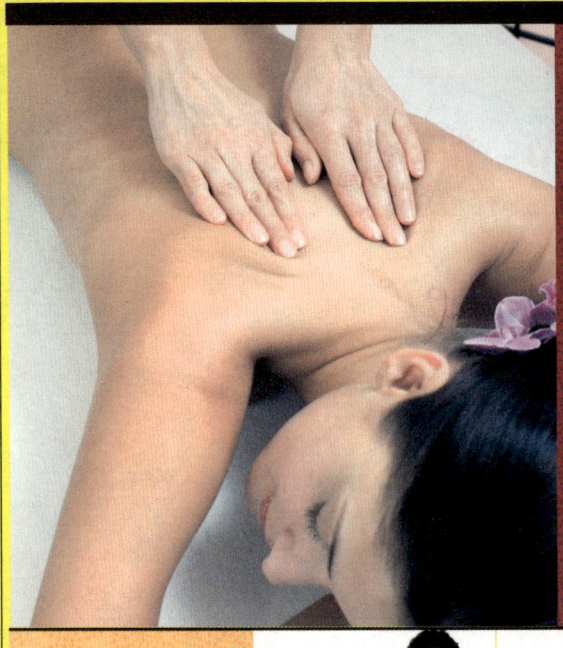

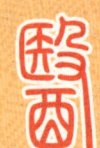

第三章 认识十四经穴

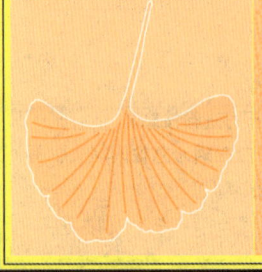

医酉……

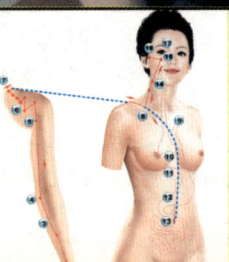

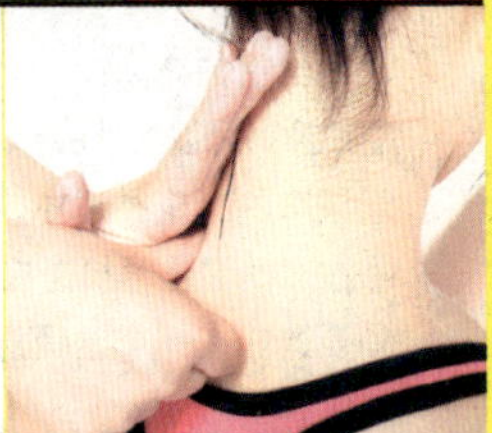

人体中纵横交错着诸多经脉，在每一条经脉上，隔段距离都"安排"着一个穴位。如果将经脉比作道路，那么这些穴位则是名副其实的"交警"，"交警"们共同掌控着这条"道路"的畅通。只有这些"道路"畅通无阻，人体才会健康。现在，我们就来认识一下人体中的这些"道路"吧！

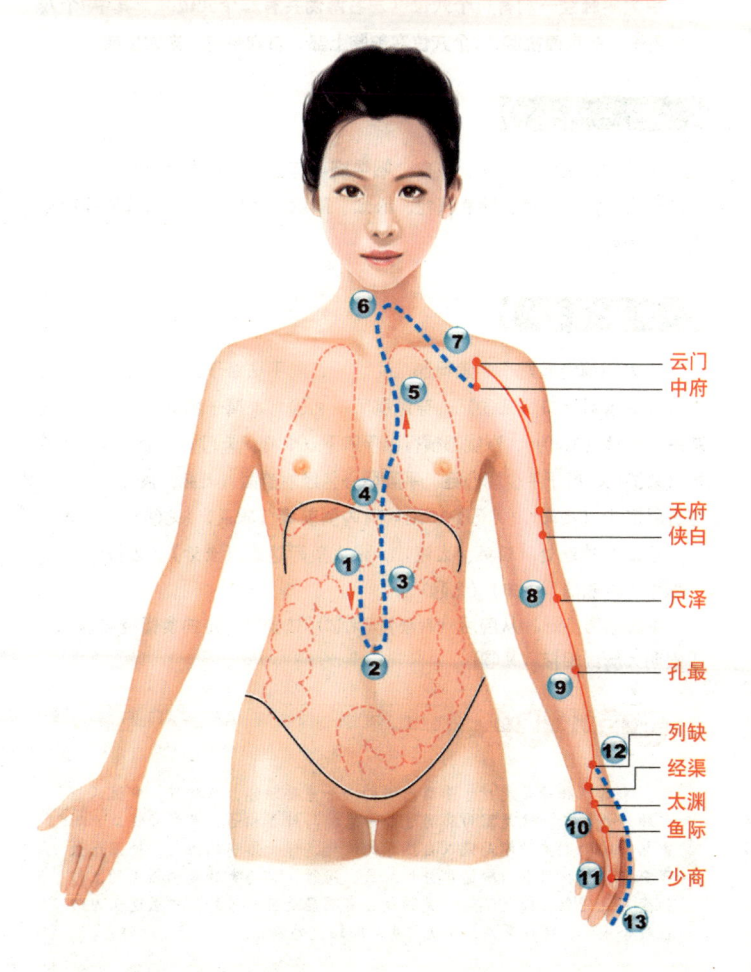

手太阴肺经

云门
中府
天府
侠白
尺泽
孔最
列缺
经渠
太渊
鱼际
少商

29

认识手太阴肺经

手太阴肺经一侧有11个穴位（左右两侧共有22个穴位），其中9个穴位分布于上肢掌面桡侧，2个穴位在前胸上部。首穴中府，末穴少商。

主　　治

本经腧穴主治咳、喘、咳血、咽喉痛等肺系疾病及本经脉循行路线上的其他病证，如咳嗽、喘息气粗、心烦、胸闷、手臂的内侧前缘酸痛厥冷或掌心发热等。

经脉循行

手太阴肺经起始于中焦胃部（见①），向下联络于大肠（见②），回绕过来沿着胃上口（见③），穿过膈肌（见④），属于肺脏（见⑤）。从肺系—气管（见⑥）、喉咙部横行出于腋下（中府、云门），沿上臂内侧下行（见⑦），行于手少阴心经、手厥阴心包经的前面（天府、侠白），向下经过肘窝中（尺泽）（见⑧），沿前臂内侧前缘（孔最）（见⑨），进入寸口—桡动脉搏动处（经渠、太渊），沿大鱼际边缘（鱼际）（见⑩），出于拇指的桡侧端（少商）（见⑪）。

手腕后方支脉：从腕后（列缺）（见⑫）处分出，走向食指桡侧端，与手阳明大肠经相接（见⑬）。

国医小课堂

手太阴肺经是走行于手臂内侧的一条重要经脉，属肺脏。中医认为"肺为娇脏"，这是因为肺通过口鼻直接与外界相通，易受邪侵，不耐寒热。肺的主要功能是吸入自然界的清气，呼出体内的浊气，使卫气散布全身，保护肌表，输送水分和血液。同时，肺与大肠是相表里的，肺脏受寒气侵袭、经气不通，大肠就会有明显反应。另外，中医还认为肺在外合皮毛。也就是说，皮肤需要肺经气的滋养。

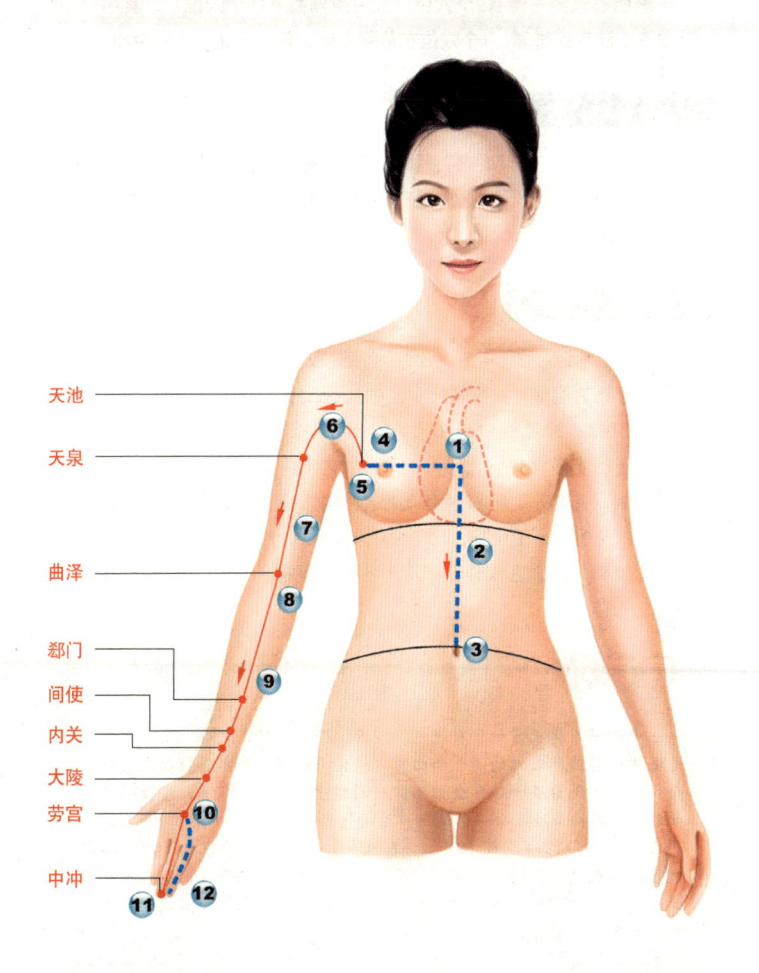

手厥阴心包经

天池

天泉

曲泽

郄门
间使
内关
大陵
劳宫
中冲

认识手厥阴心包经

手厥阴心包经一侧有9个穴位（左右两侧共有18个穴位），其中8个穴位分布于上肢掌面桡侧，1个穴位在前胸上部。首穴天池，末穴中冲。

主　治

本经腧穴主治心、胸、胃、神志病及经脉循行部位的其他病证，如心痛、胸闷、心跳过速、心烦、癫狂、精神分裂症、腋窝淋巴结肿大、肘臂挛痛、掌心发热等。

经脉循行

手厥阴心包经起始于胸中，出于心包络（见①），向下通过膈肌（见②），从胸部向下到达腹部，依次联络上、中、下三焦（见③）。

胸部支脉：经过胸中（见④），出于胁肋部，至腋下（天池）（见⑤），向上行至腋窝中（见⑥），沿上臂内侧中央下行，行于手太阴和手少阴经之间（见⑦），经过肘窝（见⑧）向下行于前臂中间（见⑨），进入手掌中（见⑩），沿中指，出于中指尖端（中冲）（见⑪）。

掌中支脉：从劳宫穴分出，沿无名指到指端（关冲），与手少阳三焦经相接（见⑫）。

国医小课堂

中医讲人体正常的气有原气、宗气、营气、卫气之分。所谓宗气，是由肺从自然界吸入的清气和由脾胃消化吸收得来的水谷精微之气结合而成的。宗气形成于肺，会聚于胸中的膻中穴，出于喉咙，灌注心脉，帮助心脏推动血液在全身的运行，为诸气之宗。

既然我们已经了解了宗气，现在就让我们再来了解一下何谓心包之气。心包之气即助心行血的宗气，其动力之源会聚在人们胸部的膻中穴。因此，常常轻揉膻中穴，就可以让心脏更好地推动血液运行，从而起到养生保健的功效。

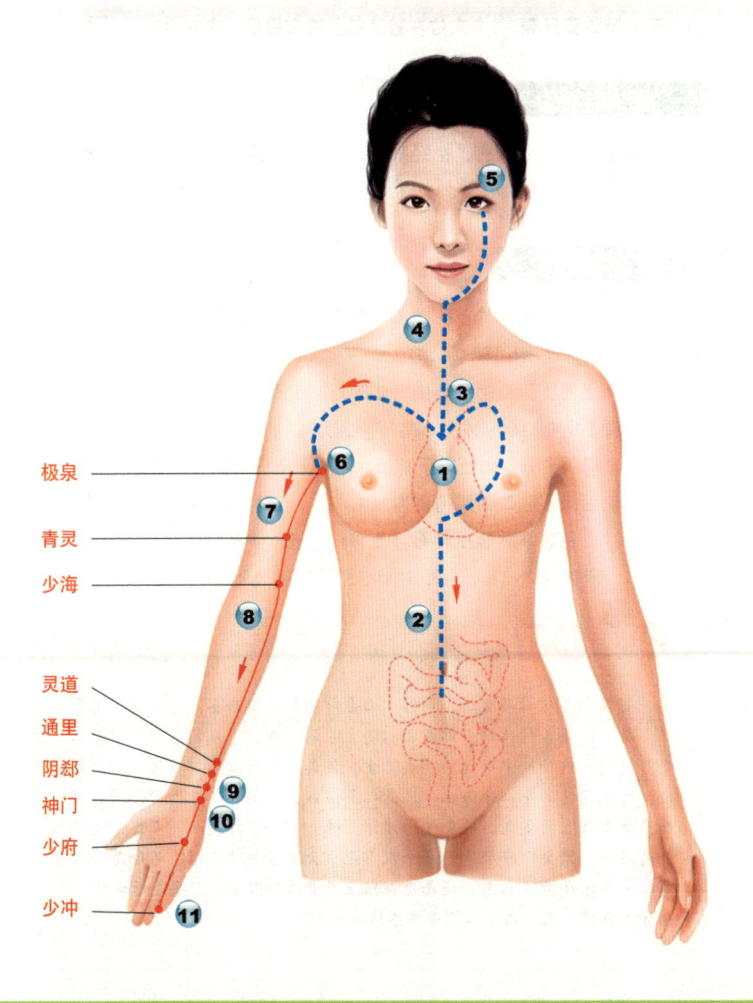

手少阴心经

极泉

青灵

少海

灵道
通里
阴郄
神门
少府

少冲

认识手少阴心经

手少阴心经一侧有9个穴位（左右两侧共有18个穴位），其中8个穴位分布于上肢掌面尺侧，1个穴位在腋窝部。首穴极泉，末穴少冲。

主治

本经腧穴主治心、胸、神经系统、循环系统疾病以及经脉循行所经过部位的疾病，如心痛、心悸、失眠、咽干、口渴及上肢内侧后缘疼痛等。

经脉循行

起于心中，出属于"心系"（心与其他脏器相连系的脉络）（见①），通过横膈，向下联络小肠（见②）。

"心系"向上的支脉： 起于心中（见③），挟着食道上行（见④），联结于目系（指眼球与脑相联系的脉络）（见⑤）。

"心系"直行的支脉： 向上行于肺部，再向下出于腋窝（极泉）（见⑥），沿上臂内侧后缘、肱二头肌内侧沟（见⑦），至肘窝内侧，沿前臂内侧后缘（见⑧），到达掌后豌豆骨部（见⑨），进入手掌（见⑩），沿着小指桡侧，出于末端（少冲），与手太阳小肠经相接（见⑪）。

国医小课堂

百病都是从心而生的。同时"心主神明"，诸如喜、怒、忧、思、悲、恐、惊等各种情绪，都是由心所主导的。那么，我们应该如何养心呢？《黄帝内经》中所说的"美其食，任其服，乐其俗"即为养心的办法，即不论吃的是山珍海味，还是粗茶淡饭，我们都不应因食物的好坏而产生心理上的变化，而要吃得津津有味；不论穿的是西装革履，还是普通服饰，只要干净整洁，每个人都应该大大方方地出门；不论是坐在高雅的音乐厅听交响乐，还是走在路上听着流行歌曲，只要音乐动听，蕴含着真情实感，每个人都应该尽情地欣赏。

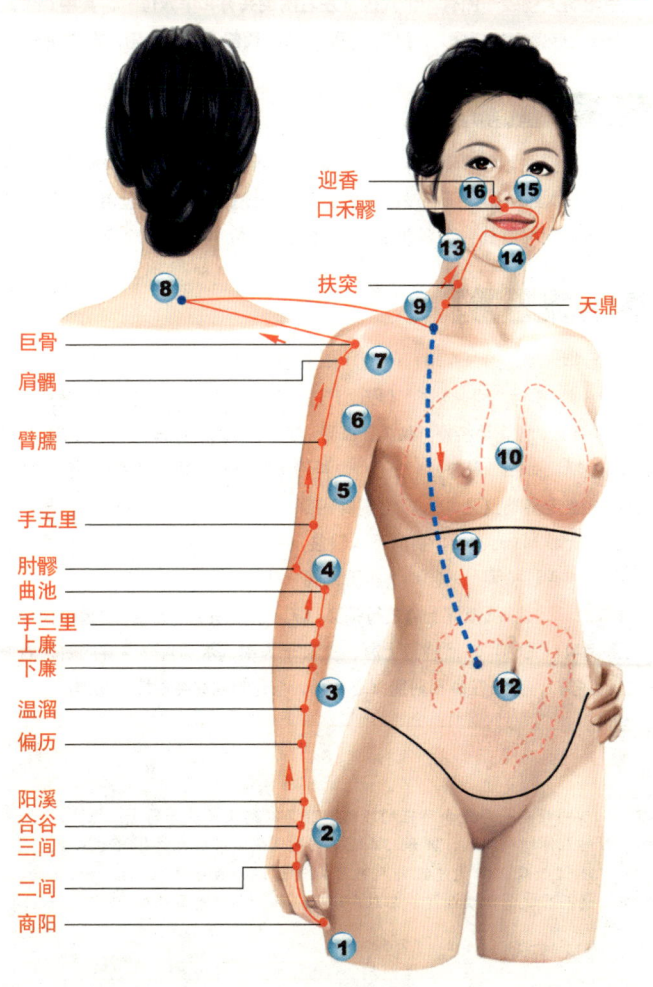

手阳明大肠经

迎香
口禾髎
扶突
天鼎
巨骨
肩髃
臂臑
手五里
肘髎
曲池
手三里
上廉
下廉
温溜
偏历
阳溪
合谷
三间
二间
商阳

认识手阳明大肠经

手阳明大肠经一侧有20个穴位（左右两侧共有40个穴位），其中15个穴位分布在上肢背面的桡侧，5个穴位在肩、颈、面部。首穴商阳，末穴迎香。

主治

本经腧穴主治眼、耳、口、牙、鼻、咽喉等器官疾病，胃肠等腹部疾病、热病和本经脉循行所经过部位的病证，如腹痛、肠鸣、泄泻、便秘、头痛、牙痛、咽喉肿痛、各种鼻病、上肢屈侧外缘肿痛或寒冷麻木等。

经脉循行

从食指末端起始（商阳）（见①），沿食指桡侧缘（二间、三间）向上，通过第1、第2掌骨之间（合谷）（见②），进入两筋（拇长伸肌腱和拇短伸肌腱）之间（阳溪），沿前臂桡侧（偏历、温溜、下廉、上廉、手三里）（见③），进入肘部外侧（曲池、肘髎）（见④），再沿上臂外侧前缘（见⑤）（手五里、臂臑），上走肩端（见⑥），沿肩峰前缘（见⑦）（肩髃、巨骨），向上交会颈部（大椎）（见⑧），再向下入缺盆（锁骨上窝部）（见⑨），联络肺脏（见⑩），通过横膈（见⑪），属于大肠（见⑫）。

缺盆部支脉：从锁骨上窝上行颈旁（天鼎、扶突）（见⑬），通过面颊，进入下齿龈（见⑭），回绕至上唇，交叉于人中（水沟）—左脉向右，右脉向左（见⑮），分布在鼻孔两侧（迎香），与足阳明胃经相接（见⑯）。

国医小课堂

阳明经是一条气血两旺的经络，这条经络里面蕴含的气血很足，可以帮助人体增强阳气。例如，本经中的阳溪穴就有极大的补阳气作用。不仅如此，阳气过旺的人也可以通过这条经络来把多余的火气泄掉。总而言之，阳明经是一条双向调节人体阳气的重要经络。

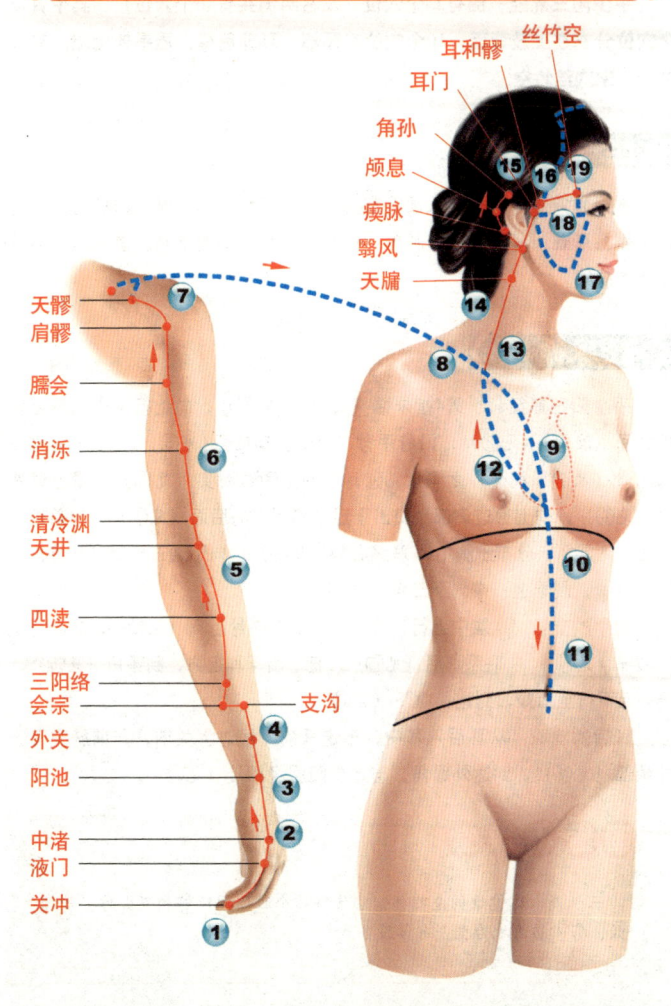

手少阳三焦经

丝竹空
耳和髎
耳门
角孙
颅息
瘈脉
翳风
天牖

天髎
肩髎
臑会
消泺
清冷渊
天井
四渎
三阳络
会宗
支沟
外关
阳池
中渚
液门
关冲

认识手少阳三焦经

手少阳三焦经一侧有23个穴位（左右两侧共有46个穴位）,其中有13个穴位分布在上肢背面，10个穴位在颈部、耳郭后缘、眉毛外侧端。首穴关冲，末穴丝竹空。

主治

本经腧穴主治热病、头面五官病证和本经经脉循行所过部位的病证，如头痛、耳聋、耳鸣、目赤肿痛、颊肿、水肿、小便不利、遗尿以及肩臂外侧疼痛等。

经脉循行

手少阳三焦经起于第4指末端（关冲）（见①），向上行于小指与无名指之间（液门）（见②），沿着手背（中渚、阳池）（见③），出于前臂外侧两骨（尺骨、桡骨）之间（见④），向上通过肘尖（见⑤），沿上臂外侧（见⑥），向上通过肩部，交出于足少阳胆经的后面（见⑦），向前进入缺盆（见⑧），分布于胸中，联络心包（见⑨），向下通过横膈（见⑩），从胸至腹，属于上、中、下三焦（见⑪）。

胸中的支脉：从膻中上行（见⑫），出于锁骨上窝（见⑬），向上行于后项部（见⑭），联系耳后（见⑮），直上出于耳上方，到额角（见⑯），再曲而下行至面颊，到达目眶下（见⑰）。

耳后的支脉：从耳后入耳中，出走耳前，经过上关前，与前脉交叉于面颊部（见⑱），到达外眼角，与足少阳胆经相接（见⑲）。

国医小课堂

三焦是人体健康的总指挥，它使得各个脏腑间能够相互合作、步调一致、齐心协力地为整个身体服务。

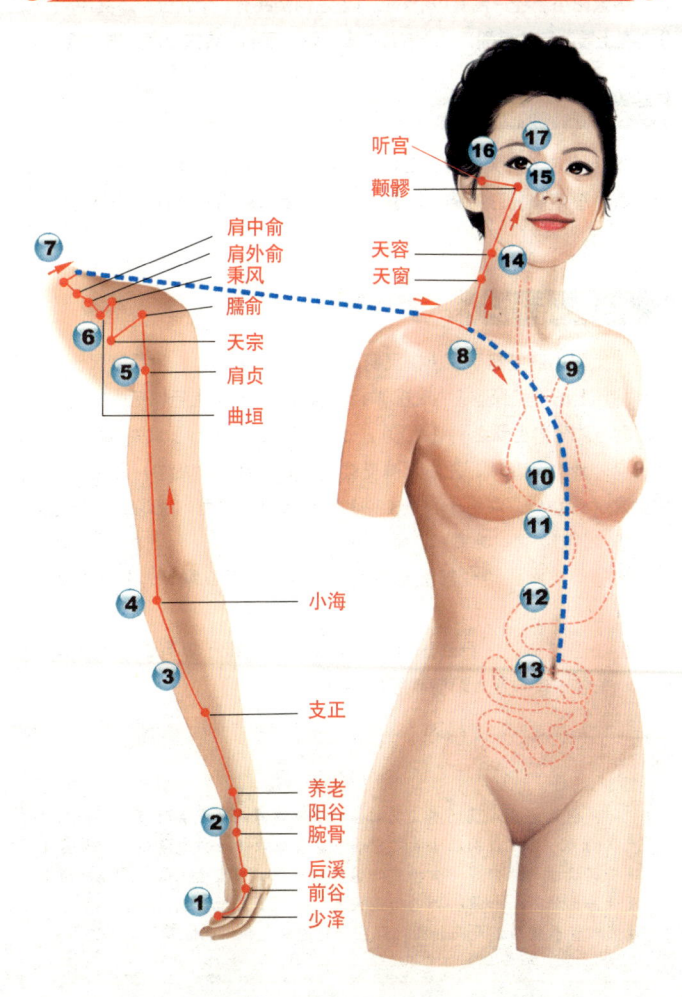

手太阳小肠经

- 听宫
- 颧髎
- 肩中俞
- 肩外俞
- 秉风
- 臑俞
- 天宗
- 肩贞
- 曲垣
- 天容
- 天窗
- 小海
- 支正
- 养老
- 阳谷
- 腕骨
- 后溪
- 前谷
- 少泽

认识手太阳小肠经

手太阳小肠经一侧有19个穴位（左右两侧共有38个穴位），其中8个穴位分布在上肢背面的尺侧，11个穴位在肩、颈、面部。首穴少泽，末穴听宫。

主 治

本经腧穴主治头项、五官病证、热病、神志疾患及本经循行部位的病变，如小腹疼痛、腰背痛、耳聋、目黄、咽喉肿痛、癫狂及肩臂外侧后缘痛等。

经脉循行

手太阳小肠经起于手小指尺侧端（少泽）（见①），沿手背尺侧上行至腕部，直上出于尺骨茎突（见②），沿前臂外侧后缘上行（见③），经过尺骨鹰嘴与肱骨内上髁之间（见④），沿上臂外侧后缘出于肩关节（见⑤），绕行肩胛骨（见⑥），左右两脉交会于督脉大椎穴（见⑦），再向下进入缺盆穴（见⑧），联络于心（见⑨），向下再沿食管（见⑩），通过膈肌（见⑪），到达胃（见⑫），属于小肠（见⑬）。

缺盆部支脉： 沿颈部上至面颊（见⑭），至目眶下，转入耳中（听宫）（见⑯）。

面颊部支脉： 上行到达目眶下（见⑮），抵于鼻旁，至内眼角（睛明）（见⑰），与足太阳膀胱经相接。

国医小课堂

中医认为，人喝的水、吃的各种食物在胃内只是暂时储存，被人体吸收的部分很少，而在小肠之中这些营养物质才会被大量吸收。如果小肠泌别清浊的能力强，食物中的营养精华就会被大量吸收，糟粕垃圾会及时排出体外。如果小肠的功能太差，不能有效地泌别清浊，不能很好地吸收营养物质，反而和糟粕混在一起进入大肠，就很容易发生腹泻。

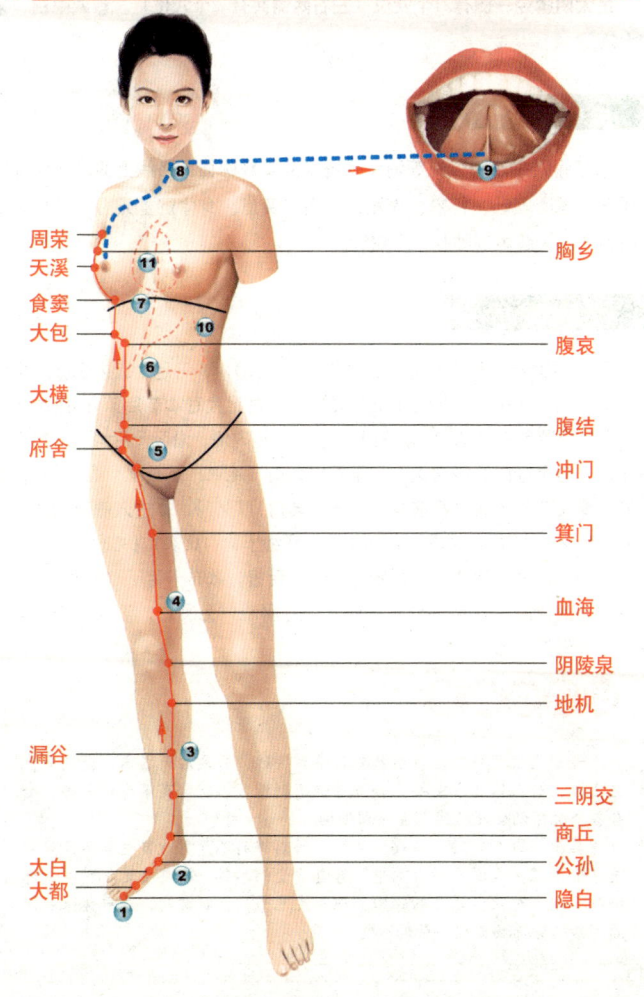

足太阴脾经

左侧	右侧
周荣	胸乡
天溪	
食窦	腹哀
大包	
大横	腹结
府舍	冲门
	箕门
	血海
	阴陵泉
	地机
漏谷	
	三阴交
	商丘
太白	公孙
大都	隐白

认识足太阴脾经

足太阴脾经一侧有21个穴位（左右两侧共有42个穴位）。首穴隐白，末穴大包。

主治

本经腧穴主治脾、胃等消化系统疾病及经脉循行路线上的其他病证，如胃痛、恶心呕吐、打嗝、腹胀、腹泻、黄疸、身体沉重无力、舌根强痛及膝关节、大腿内侧肿胀、冷痛等。

经脉循行

足太阴脾经从大趾末端开始（隐白）（见①），沿足大趾内侧赤白肉际（大都，足背皮肤与足掌皮肤交界处），经过足大趾本节后第1跖趾关节上行，到达内踝前面（见②），向上行至小腿内侧，沿胫骨后缘（三阴交、漏谷），与足厥阴肝经交叉，行于肝经之前（地机、阴陵泉）（见③），向上经过膝关节和大腿内侧前缘（血海、箕门）（见④），进入腹部（冲门、府舍、腹结、大横）（见⑤）；属于脾，联络于胃（腹哀）（见⑥），通过膈肌（见⑦），夹食管两旁（见⑧），连系舌根，散布于舌下（见⑨）。

胃部的支脉： 从胃部分出，向上经过膈肌（见⑩），流注心中，与手少阴心经相接（见⑪）。

国医小课堂

谈到足太阴脾经，自然就要联系到脾脏。脾是后天之本，是气血生化之源，对人体非常重要。如果脾脏遭到摧残，就没有了生化之源，全身各个脏腑的生理功能都会受到影响。

其中，脾与胃的关系最为密切，所谓脾离不开胃，胃也离不开脾就是这个道理。人以水谷为主粮，胃负责受纳水谷，脾负责运化精微营养物质，这一对互为表里的脏腑如同孪生兄弟，互相协助，为机体吸收源源不断的营养物质提供帮助。

足厥阴肝经

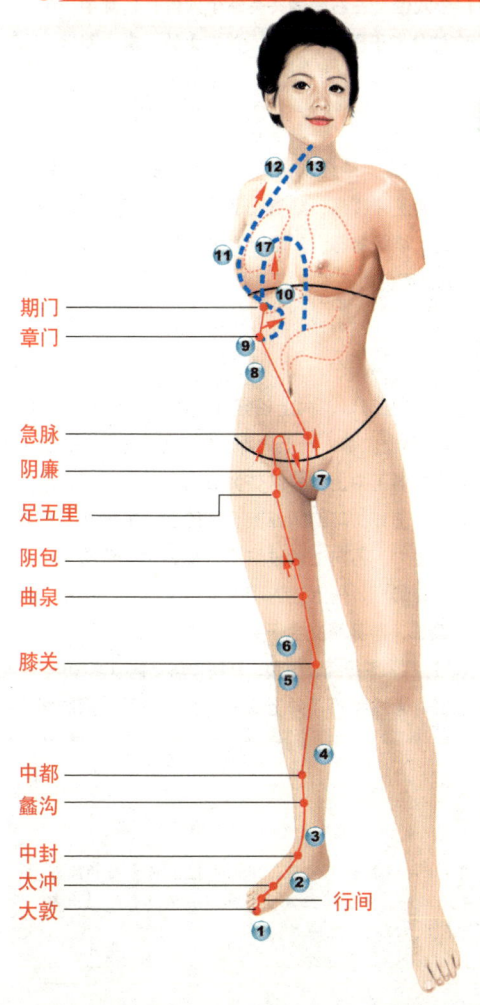

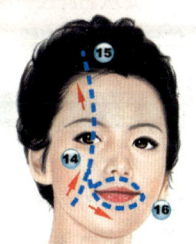

期门
章门

急脉
阴廉
足五里
阴包
曲泉
膝关

中都
蠡沟
中封
太冲
大敦

行间

认识足厥阴肝经

足厥阴肝经一侧有14个穴位（左右两侧共有28个穴位），其中12个穴位分布于下肢内侧，2个穴位分布于腹部及胸部。首穴大敦，末穴期门。

主治

本经腧穴主治泌尿生殖系统、神经系统病、肝胆、眼部及本经脉所经过部位的疾病，如胸满、呕逆、腰痛、疝气、遗尿、小便不利、月经不调、子宫出血、性功能减退、烦躁易怒、失眠、视力减退、头晕眼花、易疲劳、口咽干燥、皮肤枯黄、面色晦暗等。

经脉循行

足厥阴肝经起于足大趾（见①），向上沿足背内侧（见②），经内踝前1寸处（见③），上行于小腿内侧，行至内踝上8寸处（见④），交出于足太阴脾经之后，沿小腿内侧正中上行，经膝关节内侧（见⑤），沿大腿内侧（见⑥）进入阴部（见⑦），环绕阴部上至小腹部（见⑧），夹胃旁过，属于肝，联络胆（见⑨），再向上通过膈肌（见⑩），分布于胁肋部（见⑪），沿气管后侧（见⑫），向上进入咽喉部（见⑬），连接"目系"（见⑭），再上行出于额部，与督脉交会于头顶（见⑮）。

"目系"的支脉： 从"目系"下行经过面颊，环绕口唇之内（见⑯）。

肝部的支脉： 从肝分出，通过膈肌，向上流注于肺，与手太阴肺经相接（见⑰）。

国医小课堂

肝经是绕着阴器走行的，阴器就是宗筋，所以男性生殖方面的问题都跟肝经有密切的关系。另外，肝经一旦发生异常，身体就会呈现出各种不适的症状，如脸色不佳、腰痛、焦躁等。

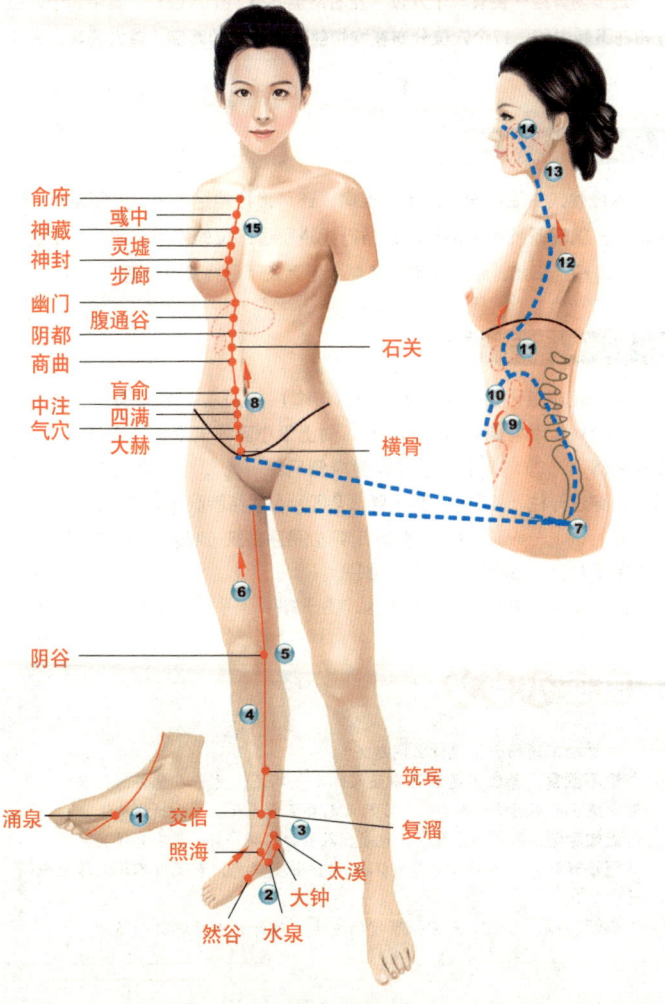

足少阴肾经

俞府 — 或中
神藏 — 灵墟
神封 — 步廊
幽门 — 腹通谷
阴都 — 石关
商曲
中注 — 肓俞
气穴 — 四满
大赫 — 横骨

阴谷

涌泉 — 交信
照海
然谷 — 太溪
大钟
水泉

筑宾
复溜

认识足少阴肾经

足少阴肾经一侧有27个穴位（左右两侧共有54个穴位），其中10个穴位分布在下肢内侧，17个穴位分布在胸腹部前正中线的两侧。首穴涌泉，末穴俞府。

主治

本经腧穴主治泌尿生殖系统疾病，还可治疗神经系统、呼吸系统、消化系统、循环系统等疾病和本经循行线路所过部位的疾病。如月经不调、水肿、遗精、阳痿、带下异常、哮喘、泄泻及下肢疼痛麻木等。

经脉循行

起于足小趾下面，斜走于足心（涌泉）（见①），出于舟骨粗隆的下方（见②），沿内踝后缘（见③），向上沿小腿内侧后缘（见④），到达腘窝内侧（见⑤），上行经过大腿内侧后缘（见⑥），进入脊柱内（长强），穿过脊柱（见⑦），属于肾（见⑧），联络膀胱（见⑨）。

直行的脉： 从肾脏上行（见⑩），穿过肝脏和膈肌（见⑪），进入肺（见⑫），沿喉咙（见⑬），到达舌根两旁（见⑭）。

另一支脉： 从肺中分出，联络心，流注于胸中，与手厥阴心包经相接（见⑮）。

国医小课堂

肾经不通畅会出现什么问题呢？

◎**饥不欲食。** 肾经不通容易导致人体元气不足，没有力量去消化食物，即使饿了也不想吃，因为吃了以后反而要多调元气，更加损伤身体。

◎**面如漆柴。** 所谓"漆柴"，就是指人的脸像柴一样，没有光泽且发黑。

◎**气喘吁吁。** 肾主纳气，肾精不足就会出现哮喘，表现为不能深深地吸气、呼气。

◎**心慌心闷。** 总担心或害怕事情的发生，对什么事情都提心吊胆。

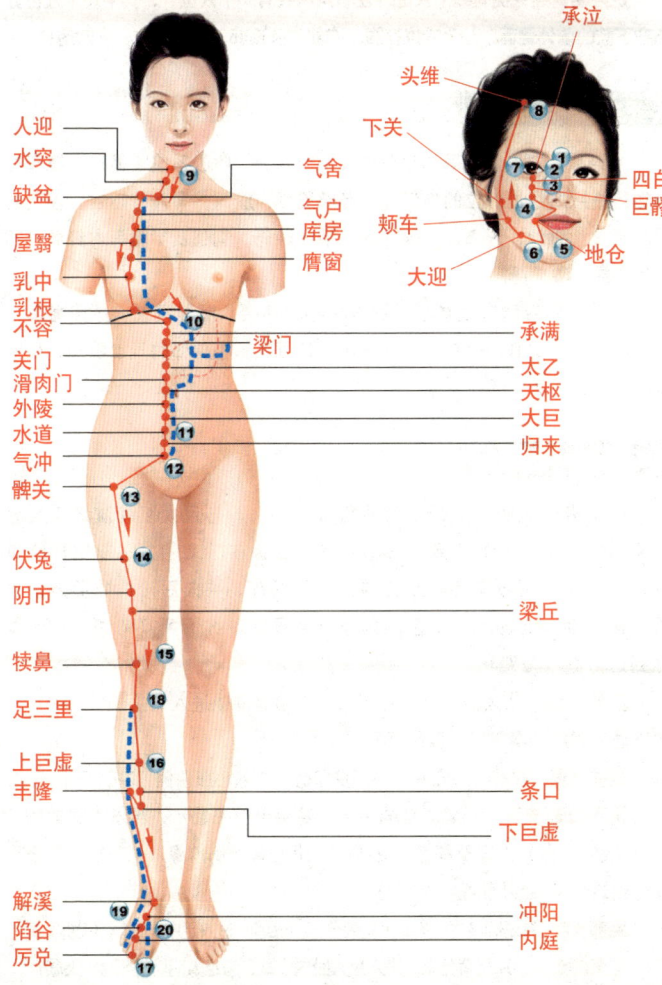

足阳明胃经

承泣
头维
下关
气舍
气户
库房
膺窗
四白
巨髎
颊车
地仓
大迎

人迎
水突
缺盆
屋翳
乳中
乳根
不容
梁门
承满
太乙
天枢
大巨
归来
关门
滑肉门
外陵
水道
气冲
髀关
伏兔
阴市
梁丘
犊鼻
足三里
上巨虚
丰隆
条口
下巨虚
解溪
陷谷
厉兑
冲阳
内庭

47

认识足阳明胃经

足阳明胃经一侧有45个穴位（左右两侧共有90个穴位），其中15个穴位分布在下肢的前外侧面，30个穴位在腹、胸部和头面部。首穴承泣，末穴厉兑。

主 治

本经腧穴主治胃肠等消化系统及神经系统、呼吸系统、循环系统和经脉循行路线所经过部位的疾病，如肠鸣腹胀、腹泻、胃痛、呕吐、善饥易渴、厌食、鼻衄、牙痛、口眼㖞斜、咽喉肿痛、胸部及下肢等本经循行部位的疼痛、热病等。

另外，本经腧穴还对颤抖发冷、喜欢伸腰、屡屡呵欠、颜面黯黑、胸膈部响、腹部胀满等具有治疗作用，还可缓解小腿部的气血阻逆，如厥冷、麻木、疼痛等证。

经脉循行

起于鼻翼两侧，上行到内眼角（见①），与足太阳膀胱经相交会（见②），向下沿鼻外侧（见③）进入上齿中（见④），复出环绕口唇，向下左右两脉交会于颏唇沟处（见⑤），再向后沿口腮后方，出于下颌大迎（见⑥），沿下颌角上行至耳前，经下关（见⑦），沿发际到达前额（见⑧）。

面部支脉： 从大迎前下方走到人迎，沿着喉咙进入缺盆部（见⑨），向下通过膈肌，属于胃，联络脾脏（见⑩）。

缺盆部直行的脉： 经乳头，向下挟脐旁，进入小腹两侧气冲（见⑪）。

胃下口部支脉： 沿着腹部向下到气冲会合（见⑫），再沿大腿前侧下行（见⑬、⑭），下至膝盖（见⑮），沿胫骨外侧前缘（见⑯），下经足背，到达足第2趾外侧端（见⑰）。

胫部支脉： 从膝下3寸（足三里）处分出（见⑱）进入足中趾外侧（见⑲）。

足背部支脉： 从足背分出，进入足大趾内侧端，与足太阴脾经相接（见⑳）。

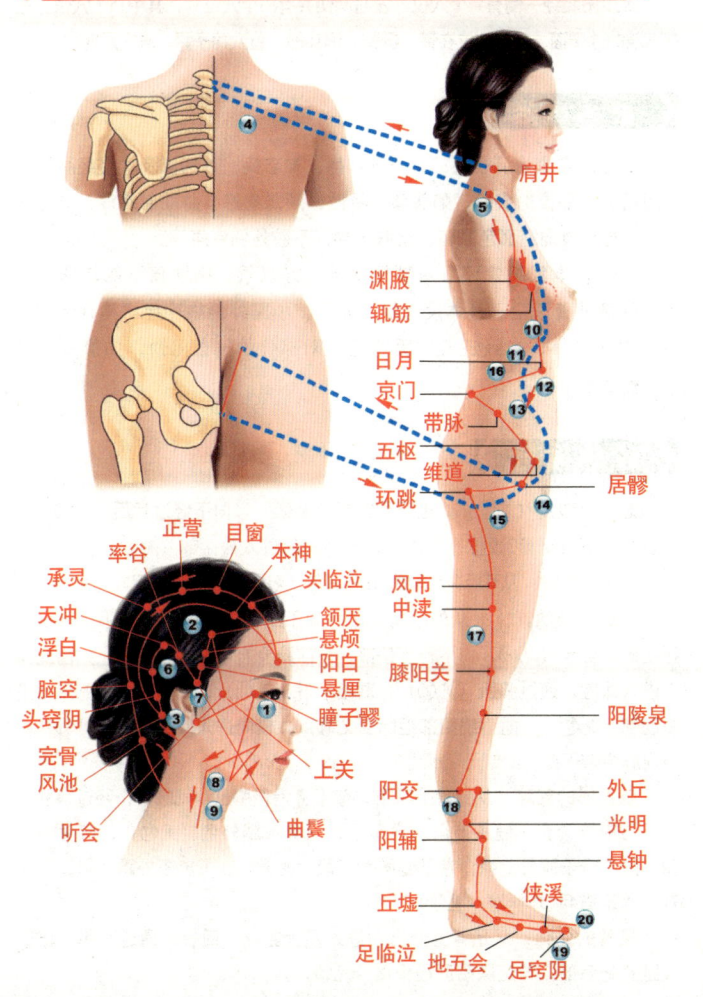

足少阳胆经

肩井
渊腋
辄筋
日月
京门
带脉
五枢
维道
环跳
居髎
风市
中渎
膝阳关
阳陵泉
阳交
外丘
光明
悬钟
丘墟
侠溪
足临泣 地五会 足窍阴
阳辅

正营　目窗
率谷　　本神
承灵　　头临泣
天冲　　颔厌
浮白　　悬颅
　　　　阳白
脑空　　悬厘
头窍阴　瞳子髎
完骨
风池　　上关
听会
　　　　曲鬓

认识足少阳胆经

足少阳胆经一侧有44个穴位（左右两侧共有88个穴位），其中15个穴位分布在下肢的外侧面，29个穴位在臀、侧胸、侧头部。首穴瞳子髎，末穴足窍阴。

主治

本经腧穴主治肝胆病、头面五官病、神志病、热病以及本经经脉循行路线所经过部位的疾病，如头痛、目眩、烦躁易怒、胁肋部疼痛、口苦、失眠、神经衰弱、面色灰暗、皮肤干燥、下肢外侧疼痛等。

另外，本经腧穴还可对嘴里发苦，好叹气，胸胁肋不能转侧，甚则面孔像蒙着薄尘、身体没有脂润光泽、小腿外侧热等症状具有治疗作用。除此之外，本经还可以缓解足少阳部分的气血阻逆，如厥冷、麻木、酸痛等证。

经脉循行

起于外眼角（见①），上行到额角（见②），向下经过耳后（见③），沿着头颈下行至第7颈椎（见④），退回向前进入缺盆部（见⑤）。

耳部的支脉：从耳后进入耳中，出于耳前（见⑥），至外眼角后方（见⑦）。

外眼角部的支脉：从外眼角分出，向下到大迎穴附近，与手少阳三焦经在眼下会合（见⑧），下行至颈部，与前脉会合于缺盆（见⑨），由此向下进入体腔，通过膈肌（见⑩），联络于肝（见⑪），属于胆（见⑫），沿胁肋部（见⑬），向下绕阴部毛际（见⑭），横向进入髋关节部（见⑮），与前脉会合于此。

缺盆部的支脉：从锁骨上窝下向腋下，沿侧胸部（见⑯），经过胁肋，向下与前脉会合于髋关节部。再向下，沿着大腿外侧（见⑰），膝关节外侧，向下行于腓骨前缘，直下到腓骨下段（见⑱），下出于外踝之前，沿足背到达足第4趾外侧端（见⑲）。

足背的支脉：从足背上分出，进入足大趾端，回转来通过趾甲，出于大趾背毫毛部，与足厥阴肝经相接（见⑳）。

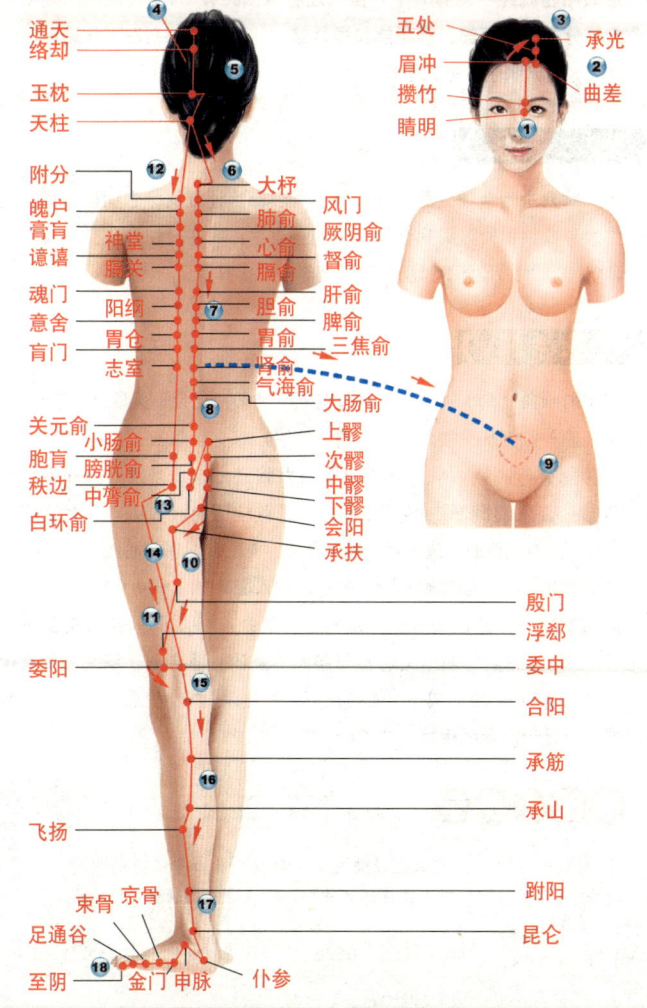

足太阳膀胱经

通天
络却
玉枕
天柱

附分
魄户
膏肓
谵譆
魂门
意舍
肓门

大杼
风门
肺俞
厥阴俞
心俞
督俞
膈俞
肝俞
胆俞
脾俞
胃俞
三焦俞

神堂
膈关
阳纲
胃仓
志室

五处
眉冲
攒竹
睛明
承光
曲差

关元俞
胞肓
秩边

小肠俞
膀胱俞
中膂俞
白环俞

肾俞
气海俞
大肠俞
上髎
次髎
中髎
下髎
会阳
承扶

委阳

殷门
浮郄
委中
合阳
承筋
承山

飞扬

跗阳
昆仑

束骨
京骨
足通谷
至阴 金门 申脉 仆参

认识足太阳膀胱经

足太阳膀胱经一侧有67个穴位（左右两侧共有134个穴位），其中有49个穴位分布在头面部、项背部和腰背部，18个穴位分布在下肢后面和足的外侧部。首穴睛明，末穴至阴。

主治

本经腧穴主治头项、眼、背、腰、下肢部病证以及神志病证，背部的穴位主治与其相关的脏腑病证和有关的组织器官病证，如癫痫、头痛、目疾、鼻病、遗尿、小便不利及下肢后侧部位的疼痛等。

经脉循行

起于内眼角（见①），向上经过前额（见②）交会于头顶（见③）。

头顶部支脉：从头顶到达耳上角（见④）。

头顶部直行的脉：从头顶入里联络大脑（见⑤），回出分开下行项后（见⑥），沿肩胛部内侧（大杼），经脊柱两侧（见⑦），到达腰部（见⑧），从脊柱旁肌肉进入体腔联络肾脏（见⑨），属于膀胱。

腰部支脉：向下通过臀部（见⑩），进入腘窝内（委阳）（见⑪）。

后项部支脉：通过肩胛骨内缘向下（附分）（见⑫），经过臀部下行（见⑬），沿大腿后外侧（见⑭）与腰部下来的支脉会合于膝关节腘窝中（委中）（见⑮），由此向下（见⑯），出于外踝后方（见⑰），至足小趾外侧端，与足少阴肾经相接（见⑱）。

国医小课堂

膀胱主管水道，能够把精液气化，解决人体口干舌燥的问题。此外，膀胱还有防御外邪入侵身体的作用，所以古人把膀胱经比喻成人体的"藩篱"。

督脉

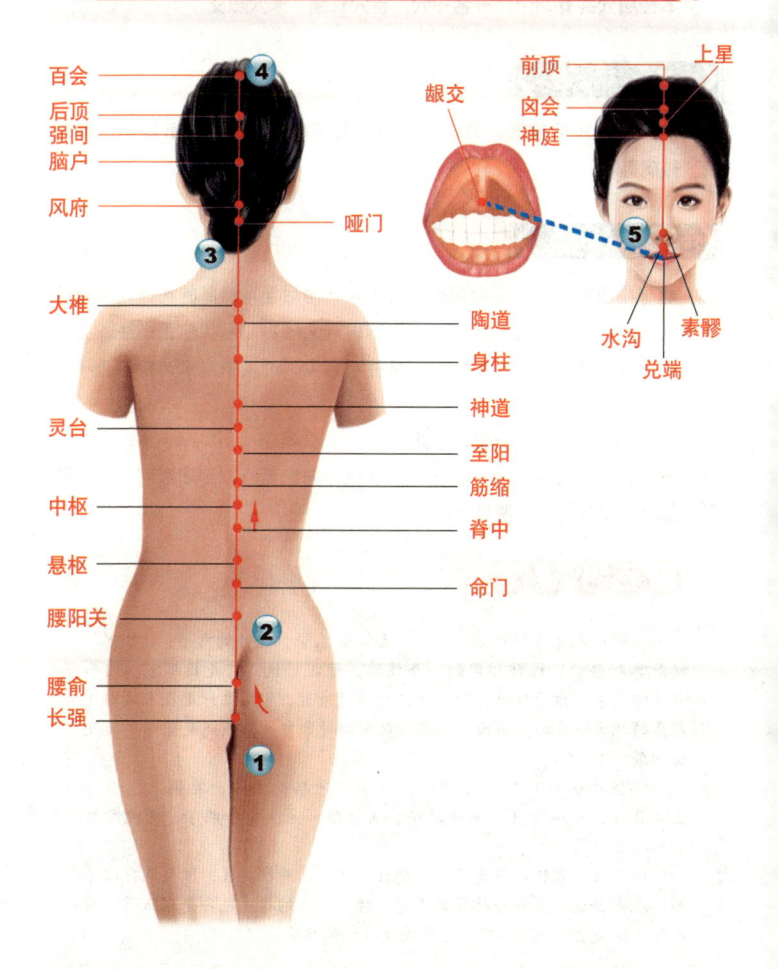

- 百会
- 后顶
- 强间
- 脑户
- 风府
- 哑门
- 大椎
- 陶道
- 身柱
- 神道
- 灵台
- 至阳
- 筋缩
- 中枢
- 脊中
- 悬枢
- 命门
- 腰阳关
- 腰俞
- 长强

- 龈交
- 前顶
- 上星
- 囟会
- 神庭
- 素髎
- 水沟
- 兑端

认识督脉

本经腧穴共有28个,一名一穴。首穴长强,末穴龈交。

主　治

本经腧穴主治腰骶、背部、头项、局部病及相应的内脏疾病、神志病、热病等。

经脉循行

起于小腹内,下出于会阴部(见①),向后至尾骶部的长强,沿脊柱上行(见②),经项部至风府,进入脑内(见③),沿头部正中线,上至巅顶的百会(见④),经前额下行鼻柱至鼻尖,过人中(水沟),止于上齿龈(见⑤)。

分支:从脊柱里面分出,联络肾。

分支:从小腹内分出,直上经过脐中,向上至心,到咽喉部,向上到下颌部,环绕口唇,至两目下中央。

国医小课堂

督脉是人体奇经八脉之一。"督"是监管、统帅的意思;"督脉"就是具有监管、统帅作用的一条经脉。换句话说,它是指挥官、领导者。那么它是谁的领导呢?从督脉的循行来看,它主要行走在人体阳气最盛的地方—背部、头面部中央,统督的对象自然而然就是背部之阳及诸阳经。

中医也认为,督脉是肾气、肾水之通路:主阳,能调节阴阳;主生肾气,交通心肾,充养髓海,又益脑;主生殖功能等,又被称为"阳脉之海"。

由于贯穿督脉的正是我们的脊柱,所以,脊柱健康,阳气就得以通畅,人才会健康。当脊柱弯曲不通畅时,阳气的行走也会受到阻碍。所以,仅仅关注督脉还不够,还要关注我们的脊椎。

任脉

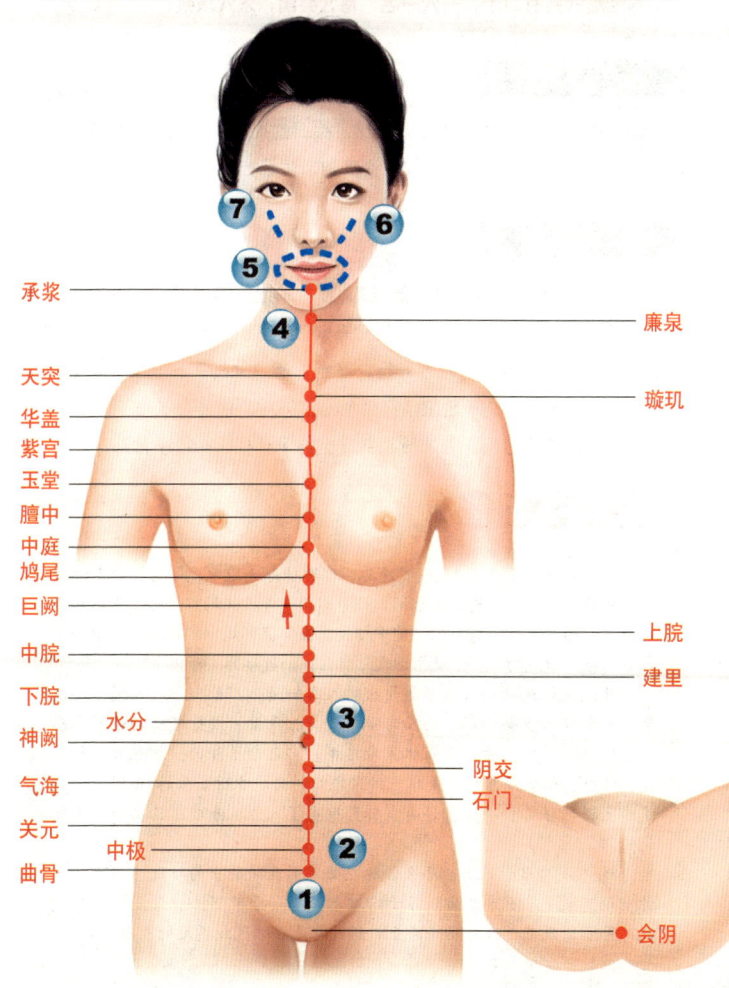

承浆		廉泉
天突		璇玑
华盖		
紫宫		
玉堂		
膻中		
中庭		
鸠尾		
巨阙		
中脘		上脘
下脘		建里
神阙	水分	
气海		阴交
关元		石门
曲骨	中极	
		会阴

认识任脉

本经腧穴共有24个，一穴一名。首穴会阴，末穴承浆。

主 治

本经腧穴主治腹部、胸部、颈部、头面的局部及相应的内脏器官病，部分腧穴有强壮作用，少数腧穴可治疗神志病等。

经脉循行

起于小腹内，下出于会阴部（见①），向上行于阴毛部（见②），沿着腹部正中线上行，经过曲骨、关元等穴（见③），到达咽喉部（天突）（见④），到达下唇内，左右分行，环绕口唇（见⑤），再分别通过鼻翼两旁，进入眼眶下，交于足阳明经（见⑥、⑦）。

分支：由胞中分出，与冲脉相并，上行于脊柱，循行于背部。

国医小课堂

《灵枢·五音五味》说："冲脉、任脉皆起于胞中。"它指的是奇经八脉中的任脉、冲脉同出于会阴，而分别循行于人体的前、后正中线和腹部两侧。那么这里所提到的"胞中"究竟在哪里？胞中，也就是《难经·六十六难》所说的"脐下肾间动气"所在，一般称为"丹田"。

凡是看过武侠小说或了解气功的人都知道，"丹田"对于武家、道家来说是非常重要的部位，因为它是气沉、气聚、气行之始的位置。而中医所说的胞中，指的是人体生命之根，它包含了丹田、下焦肝、胆、肾、膀胱、生殖等系统，是精气所聚之处。由胞中所发出的3条经脉（除了以上说的任脉和冲脉，还有督脉）联系了人体生命之根，其中一条就是任脉。

既然任脉出于胞中，那么任脉也必定能反映胞中的状况。《素问·骨空论》说："任脉为病，男子内结七疝，女子带下、瘕聚。"也就是说，男子出现疝气或是女子患上妇科病都是任脉气血不足的表现。

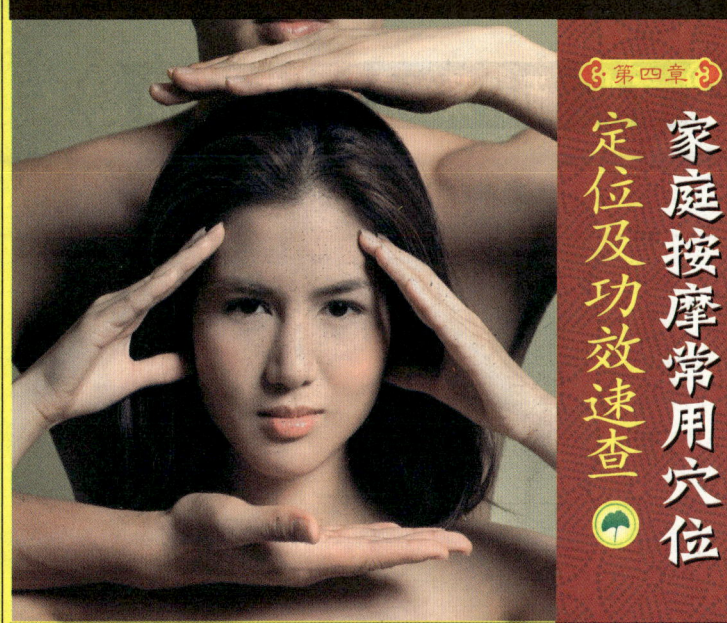

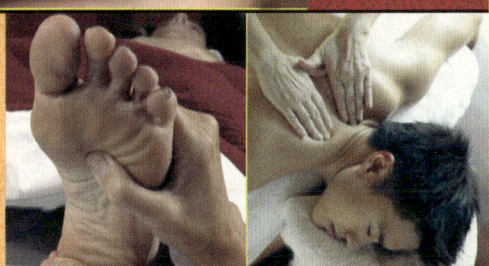

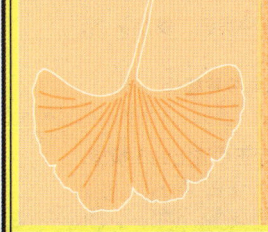

第四章 家庭按摩常用穴位定位及功效速查

人体布满了穴位，按摩术正是通过按摩这些穴位来达到养生疗疾的目的。所以，要想让按摩术更上一层楼，就应该深入了解这些穴位。在这一章，我们就将为大家介绍常用穴位的定位及其功效。

前头、面、颈部穴位及其定位法

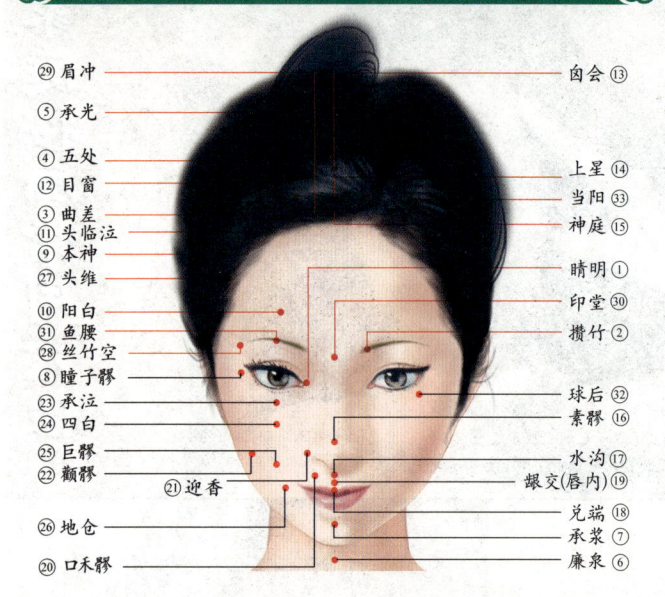

㉙ 眉冲
⑤ 承光
④ 五处
⑫ 目窗
③ 曲差
⑪ 头临泣
⑨ 本神
㉗ 头维
⑩ 阳白
鱼腰
㉘ 丝竹空
⑧ 瞳子髎
㉓ 承泣
㉔ 四白
㉕ 巨髎
㉒ 颧髎
㉑ 迎香
㉖ 地仓
⑳ 口禾髎

囟会 ⑬
上星 ⑭
当阳 ㉝
神庭 ⑮
睛明 ①
印堂 ㉚
攒竹 ②
球后 ㉜
素髎 ⑯
水沟 ⑰
龈交(唇内) ⑲
兑端 ⑱
承浆 ⑦
廉泉 ⑥

1. 睛明
〔定位〕闭目，在目内眦角上方0.1寸处。
〔主治〕眼科各种病证，面瘫。
〔所属经络〕足太阳膀胱经。

2. 攒竹
〔定位〕眉毛内侧。
〔主治〕头痛，眼疾，眉棱骨痛，面瘫，呃逆。
〔所属经络〕足太阳膀胱经。

3. 曲差
〔定位〕当前发际正中直上0.5寸，旁开2横指处。
〔主治〕头痛，鼻塞，眩晕。
〔所属经络〕足太阳膀胱经。

4. 五处
〔定位〕当前发际正中直上1寸，旁开2横指处。
〔主治〕眼科各种病证，发烧头痛，眩晕。
〔所属经络〕足太阳膀胱经。

5. 承光
〔定位〕当前发际正中直上约3横指，旁开2横指处。

〔主治〕眼科各种病证，头痛，目眩，目视不明。
〔所属经络〕足太阳膀胱经。

6. 廉泉
〔定位〕喉结上方，舌骨上缘凹陷处。
〔主治〕口吃，舌下肿痛，吞咽困难，口舌生疮，咽喉肿痛。
〔所属经络〕任脉。

7. 承浆
〔定位〕下嘴唇缘下方凹陷处正中。
〔主治〕齿龈肿痛，流涎，口舌生疮，面痛，癫痫。
〔所属经络〕任脉。

8. 瞳子髎
〔定位〕外眼角外 0.5 寸凹陷中。
〔主治〕眼科各种病证，头痛，面部浮肿，眼袋。
〔所属经络〕足少阳胆经。

9. 本神
〔定位〕当前发际正中直上 0.5 寸，旁开 4 横指处。
〔主治〕头痛，眩晕，小儿惊风。
〔所属经络〕足少阳胆经。

10. 阳白
〔定位〕眉毛中点上方 1 寸处。
〔主治〕眼疾，额纹，眼睑下垂，面瘫。
〔所属经络〕足少阳胆经。

11. 头临泣
〔定位〕瞳孔直上入前发际 0.5 寸处。
〔主治〕眼疾，鼻部疾患，昏迷，癫痫。
〔所属经络〕足少阳胆经。

12. 目窗
〔定位〕瞳孔直上入前发际约 2 横指处。
〔主治〕眼疾，面部浮肿，头痛。
〔所属经络〕足少阳胆经。

13. 百会
〔定位〕当前发际正中直上约 3 横指处。
〔主治〕脑缺血，面赤，头痛。
〔所属经络〕督脉。

14. 上星
〔定位〕当前发际正中直上 1 寸处。
〔主治〕眩晕，头痛，鼻病，脱发，头发早白。
〔所属经络〕督脉。

15. 神庭
〔定位〕当前发际正中直上 0.5 寸处。
〔主治〕眩晕，面赤，神经衰弱。
〔所属经络〕督脉。

16. 素髎
〔定位〕鼻尖中点处。
〔主治〕各种鼻病，鼻部红肿。
〔所属经络〕督脉。

17. 水沟
〔定位〕鼻子下面的鼻唇沟正中上 1/3 与中 1/3 的交界处。
〔主治〕中风，中暑，昏迷，鼻炎。
〔所属经络〕督脉。

18. 兑端
〔定位〕上唇的尖端。
〔主治〕牙龈炎，面瘫，上齿痛。
〔所属经络〕督脉。

19. 龈交
〔定位〕唇系带与上齿龈的相接处。
〔主治〕牙龈炎，口腔炎，牙痛。
〔所属经络〕督脉。

20. 口禾髎
〔定位〕上唇部，鼻孔外缘直下。
〔主治〕牙龈炎，鼻衄，鼻塞、口㖞。
〔所属经络〕手阳明大肠经。

21. 迎香
〔定位〕鼻翼外缘中点旁约0.5寸，当鼻唇沟中。
〔主治〕鼻病，口眼㖞斜，面肌䀹动。
〔所属经络〕手阳明大肠经。

22. 颧髎
〔定位〕外眼角直下，颧骨下缘凹陷处。
〔主治〕口㖞，眼睑䀹动，上齿痛，面痛，颊肿。
〔所属经络〕手太阳小肠经。

23. 承泣
〔定位〕目正视时瞳孔直下，眼眶下缘上沿，在眼眶内。
〔主治〕眼科疾病，视疲劳，眼袋。
〔所属经络〕足阳明胃经。

24. 四白
〔定位〕目正视在瞳孔下1拇指处的颧骨弓凹陷中。
〔主治〕近视，面部痉挛，面痛，鼻窦炎，雀斑，眼袋。
〔所属经络〕足阳明胃经。

25. 巨髎
〔定位〕面部瞳孔直下，平鼻翼下缘处，鼻唇沟外侧。
〔主治〕面痛，鼻衄，牙痛。
〔所属经络〕足阳明胃经。

26. 地仓
〔定位〕口角旁开0.4寸。
〔主治〕口㖞，流涎，眼睑䀹动，口臭。
〔所属经络〕足阳明胃经。

27. 头维
〔定位〕头侧部，额角发际上0.5寸。
〔主治〕头痛，目痛，目眩，眼睑䀹动。
〔所属经络〕足阳明胃经。

28. 丝竹空
〔定位〕眉梢端凹陷处。
〔主治〕眼肿，眼睑䀹动，目眩，头痛。
〔所属经络〕手少阳三焦经。

29. 眉冲
〔定位〕眉头直上，入发际0.5寸处。
〔主治〕鼻塞，目眩，头痛。
〔所属经络〕足太阳膀胱经。

30. 印堂
〔定位〕两眉头连线中点。
〔主治〕额纹，鼻病，视疲劳，头痛。
〔所属经络〕经外奇穴。

31. 鱼腰
〔定位〕眉毛中点直对瞳孔处。
〔主治〕眼肿口㖞，眼睑下垂，呃逆。
〔所属经络〕经外奇穴。

32. 球后
〔定位〕眼眶下缘外1/4与内3/4交界处。
〔主治〕目疾，眼袋。
〔所属经络〕经外奇穴。

33. 当阳
〔定位〕头部，瞳孔直上，前发际上1寸处。
〔主治〕偏头痛，正头痛，眩晕，目赤肿痛。
〔所属经络〕经外奇穴。

侧头、面、颈部穴位及其定位法

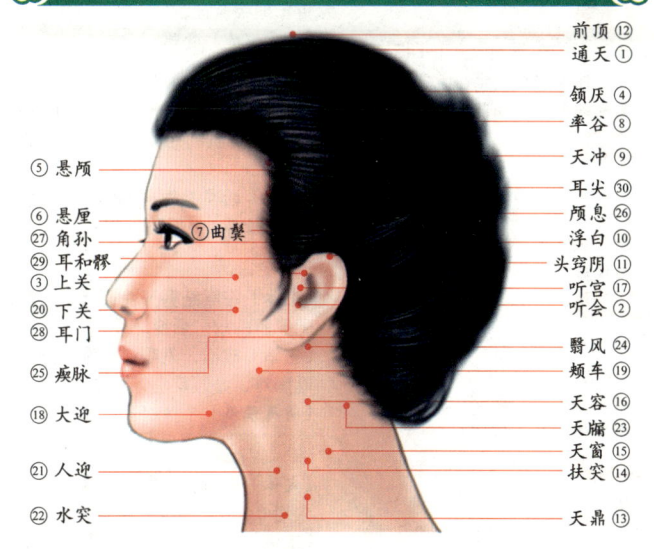

                                  前顶 ⑫
                                  通天 ①
                                  颔厌 ④
                                  率谷 ⑧
                                  天冲 ⑨
⑤ 悬颅   耳尖 ㉚
                                  颅息 ㉖
⑥ 悬厘   浮白 ⑩
㉗ 角孙   ⑦ 曲鬓   头窍阴 ⑪
㉙ 耳和髎   听宫 ⑰
③ 上关   听会 ②
⑳ 下关
㉘ 耳门   翳风 ㉔
                                  颊车 ⑲
㉕ 瘈脉   天容 ⑯
                                  天牖 ㉓
⑱ 大迎   天窗 ⑮
                                  扶突 ⑭
㉑ 人迎
㉒ 水突   天鼎 ⑬

1. 通天
〔定位〕在头部,当前发际正中直上4寸,旁开1.5寸处。
〔主治〕头痛,头重,眩晕,鼻部疾病。
〔所属经络〕足太阳膀胱经。

2. 听会
〔定位〕面部,在耳屏间切迹前,下颌骨髁状突后缘的凹陷处。
〔主治〕耳鸣,耳聋,中耳炎,面痛,齿痛,口㖞,视力减退。
〔所属经络〕足少阳胆经。

3. 上关
〔定位〕面部,在下关穴直上,当颧弓上缘凹陷处。
〔主治〕偏头痛,耳鸣,耳聋,口眼㖞斜,齿痛,口吃,面瘫,三叉神经痛。
〔所属经络〕足少阳胆经。

4. 颔厌
〔定位〕在头侧部,当头维穴与曲鬓穴弧形连线的上1/4与下3/4交点处。
〔主治〕后头部神经痛,偏头痛,目眩,耳鸣,齿痛,癫痫。
〔所属经络〕足少阳胆经。

5. 悬颅
〔定位〕头侧部,鬓发上,头维穴与曲鬓穴间沿鬓发弧形连线的正中点处。

61

〔主治〕偏头痛，眼痛，齿痛，发热。
〔所属经络〕足少阳胆经。

6. 悬厘

〔定位〕头侧部，悬颅穴直下1拇指处。
〔主治〕偏头痛，眼痛，齿痛，耳鸣。
〔所属经络〕足少阳胆经。

7. 曲鬓

〔定位〕头侧部，在耳前鬓角发际后缘的垂线与耳尖水平线交点处。
〔主治〕头痛，齿痛，眼疲劳。
〔所属经络〕足少阳胆经。

8. 率谷

〔定位〕头侧部，在耳尖直上，入发际2横指处。
〔主治〕头痛，眩晕，呕吐，厌食。
〔所属经络〕足少阳胆经。

9. 天冲

〔定位〕头部，当耳根后缘直上，入发际约3横指，率谷穴后方0.5寸处。
〔主治〕偏头痛，齿痛，耳聋，癫疾。
〔所属经络〕足少阳胆经。

10. 浮白

〔定位〕头部，在天冲穴与完骨穴弧形连线的中1/3与上1/3交点处。
〔主治〕头痛，耳聋，目痛，齿痛。
〔所属经络〕足少阳胆经。

11. 头窍阴

〔定位〕耳乳突的后上方，天冲穴与完骨穴连线的下1/3与上2/3交点处。
〔主治〕头痛，耳鸣，耳聋，晕车晕船。
〔所属经络〕足少阳胆经。

12. 前顶

〔定位〕头顶部正中线上，百会穴前2横指处。
〔主治〕头痛，眩晕，癫痫，鼻塞，更年期综合征。
〔所属经络〕督脉。

13. 天鼎

〔定位〕颈外侧，喉结旁开4横指，胸锁乳突肌的后缘，扶突穴直下1寸处。
〔主治〕咽喉肿痛，慢性咽炎，呃逆。
〔所属经络〕手阳明大肠经。

14. 扶突

〔定位〕在喉结旁开4横指，当胸锁乳突肌的前、后缘之间。
〔主治〕咳嗽，气喘，咽喉肿痛，吞咽困难，妊娠反应，呃逆。
〔所属经络〕手阳明大肠经。

15. 天窗

〔定位〕在胸锁乳突肌后缘，当扶突穴后0.5寸，与喉结相平处。
〔主治〕喉痛，颈痛，耳聋，耳鸣。
〔所属经络〕手太阳小肠经。

16. 天容

〔定位〕下颌角的后方，胸锁乳突肌前缘凹陷中。
〔主治〕耳聋，喉痛，颈痛，头痛。
〔所属经络〕手太阳小肠经。

17. 听宫

〔定位〕在耳屏前，下颌骨髁状突的后缘，张口呈凹陷处。
〔主治〕中耳炎，齿痛，眩晕。
〔所属经络〕手太阳小肠经。

18. 大迎

〔定位〕下颌角前下方约1.3寸，咬肌附着部的前缘，当面动脉搏动处。

〔主治〕牙关紧闭，齿痛，面肿，口喎。
〔所属经络〕足阳明胃经。

19. 颊车
〔定位〕下颌角前上方约1横指（中指），当咀嚼时咬肌隆起，按之凹陷处。
〔主治〕口眼㖞斜，面肌痉挛，牙龈肿痛，三叉神经痛，耳部疼痛。
〔所属经络〕足阳明胃经。

20. 下关
〔定位〕在面部耳前方，当颧弓与下颌切迹所形成的凹陷中。
〔主治〕牙关紧闭，上齿痛，口眼㖞斜，耳鸣，耳聋，面部痉挛，三叉神经痛。
〔所属经络〕足阳明胃经。

21. 人迎
〔定位〕颈部，喉结旁开2横指，有动脉搏动处。
〔主治〕咽喉肿痛，头痛眩晕，面赤。
〔所属经络〕足阳明胃经。

22. 水突
〔定位〕颈部，人迎穴与气舍穴连线的中点。
〔主治〕咽喉肿痛，呃逆，哮喘，胸闷。
〔所属经络〕足阳明胃经。

23. 天牖
〔定位〕颈部，在乳突后下方，当胸锁乳突肌后缘，约平下颌角处。
〔主治〕肩颈及手臂酸痛麻木。
〔所属经络〕手少阳三焦经。

24. 翳风
〔定位〕在耳垂后方，当乳突与下颌角之间的凹陷处。
〔主治〕耳鸣，耳聋，面部痉挛，口眼㖞斜，齿痛，三叉神经痛，晕车晕船。
〔所属经络〕手少阳三焦经。

25. 瘛脉
〔定位〕头部，在耳后乳突中央，当翳风与角孙沿耳轮连线的下 1/3 与上 2/3 交界处。
〔主治〕头痛，耳鸣，耳聋，小儿惊风。
〔所属经络〕手少阳三焦经。

26. 颅息
〔定位〕在角孙与翳风之间，沿耳轮连线的上、中 1/3 交界处。
〔主治〕头痛，耳鸣，耳聋，小儿惊风。
〔所属经络〕手少阳三焦经。

27. 角孙
〔定位〕在头部，折耳郭向前，当耳尖直上入发际处。
〔主治〕目翳，头痛，耳聋，眩晕。
〔所属经络〕手少阳三焦经。

28. 耳门
〔定位〕面部，耳屏上切迹前方的凹陷中。
〔主治〕耳鸣，耳聋，中耳炎，齿痛，三叉神经痛。
〔所属经络〕手少阳三焦经。

29. 耳和髎
〔定位〕在鬓发后缘，平耳郭根之前方，颞浅动脉的后缘。
〔主治〕头痛，眼疾，耳鸣，面部痉挛。
〔所属经络〕手少阳三焦经。

30. 耳尖
〔定位〕在耳郭的上方，当折耳向前，耳郭上方的尖端处。
〔主治〕眼疾，麦粒肿，咽喉肿痛。
〔所属经络〕经外奇穴。

后头、颈部穴位及其定位法

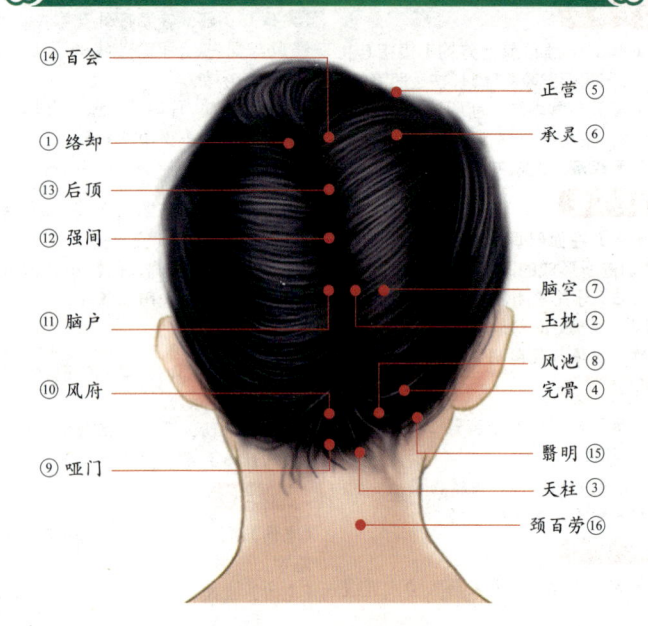

- ⑭ 百会
- ① 络却
- ⑬ 后顶
- ⑫ 强间
- ⑪ 脑户
- ⑩ 风府
- ⑨ 哑门
- ⑤ 正营
- ⑥ 承灵
- ⑦ 脑空
- ② 玉枕
- ⑧ 风池
- ④ 完骨
- ⑮ 翳明
- ③ 天柱
- ⑯ 颈百劳

1. 络却
〔定位〕头顶,通天穴后2横指处。
〔主治〕眩晕,耳鸣,鼻塞,癫狂痫症,白内障,抑郁症。
〔所属经络〕足太阳膀胱经。

2. 玉枕
〔定位〕后头部,后正中线上的脑户穴旁开2横指处。
〔主治〕头颈痛,眼部疾患,鼻部疾患,呕吐。
〔所属经络〕足太阳膀胱经。

3. 天柱
〔定位〕在后发际正中直上0.5寸,当斜方肌外缘凹陷处。
〔主治〕头痛,颈项疼痛,眩晕,目赤肿痛,肩背痛,神经衰弱,烦躁,鼻塞。
〔所属经络〕足太阳膀胱经。

4. 完骨
〔定位〕在乳突的后下方凹陷处。
〔主治〕头痛,颈痛,齿痛,口㖞,斑秃,鼻窦炎,贫血,疟疾,癫痫。

〔所属经络〕足少阳胆经。

5. 正营
〔定位〕头部，目窗穴后1寸处。
〔主治〕发烧，面赤，牙痛。
〔所属经络〕足少阳胆经。

6. 承灵
〔定位〕头部，正营穴后2横指处。
〔主治〕头痛，眩晕，目痛，鼻塞，鼻衄，发热，面部痉挛。
〔所属经络〕足少阳胆经。

7. 脑空
〔定位〕头部，当枕外隆凸的上缘外侧，头正中线旁开0.25寸，平脑户穴。
〔主治〕后头部疼痛，目眩，颈项僵痛，癫狂痫，耳鸣。
〔所属经络〕足少阳胆经。

8. 风池
〔定位〕在胸锁乳突肌与斜方肌上端之间凹陷中与风府穴相平处。
〔主治〕头痛，眩晕，目赤肿痛，鼻部疾病，耳鸣，耳聋，颈项疼痛，感冒，癫痫，中风，热病，疟疾。
〔所属经络〕足少阳胆经。

9. 哑门
〔定位〕头部，在后发际正中直上0.5寸处。
〔主治〕舌僵不语，癫狂痫，头痛，颈部僵硬。
〔所属经络〕督脉。

10. 风府
〔定位〕头部，在后发际正中直上1寸处。
〔主治〕头痛，颈部僵硬，眩晕，咽喉肿痛，失声，癫狂，中风。

〔所属经络〕督脉。

11. 脑户
〔定位〕头部，后正中线上，枕骨隆凸上缘凹陷处中央。
〔主治〕后头部疼痛，头晕，颈部僵硬，失声，癫狂，面赤。
〔所属经络〕督脉。

12. 强间
〔定位〕头部，后正中线上，脑户上2横指处。
〔主治〕头痛，目眩，颈部僵硬，癫痫，高血压，低血压。
〔所属经络〕督脉。

13. 后顶
〔定位〕头部，后正中线上，百会穴下2横指处。
〔主治〕头痛，眩晕，癫痫，耳鸣。
〔所属经络〕督脉。

14. 百会
〔定位〕头顶，头部正中线与两耳连线的交点处。
〔主治〕痔疮，头痛，眩晕，中风失语，癫狂，脱肛，腹泻，子宫脱垂，健忘，不寐。
〔所属经络〕督脉。

15. 翳明
〔定位〕在颈部，当翳风后1寸。
〔主治〕目疾，耳鸣，失眠，头痛。
〔所属经络〕经外奇穴。

16. 颈百劳
〔定位〕在颈部，当大椎穴直上2寸，后正中线旁开1寸。
〔主治〕颈项疼痛，咳嗽，气喘，盗汗。
〔所属经络〕经外奇穴。

胸、腹部穴位及其定位法

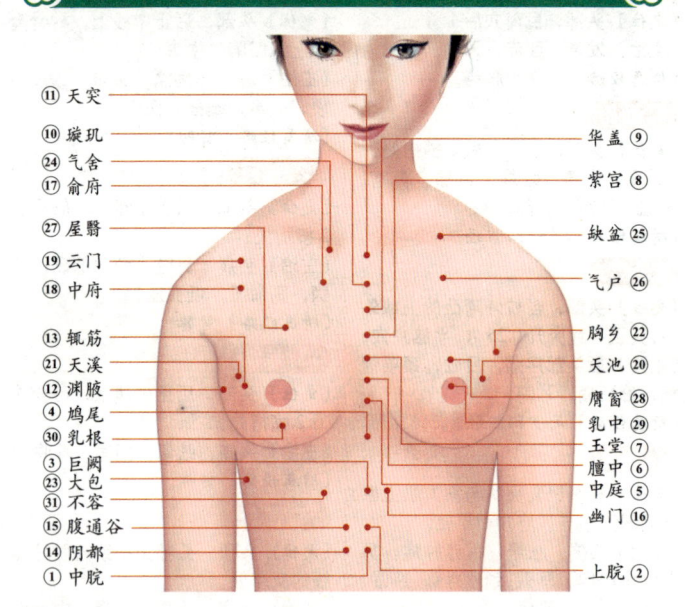

⑪ 天突
⑩ 璇玑
㉔ 气舍
⑰ 俞府
㉗ 屋翳
⑲ 云门
⑱ 中府
⑬ 辄筋
㉑ 天溪
⑫ 渊腋
④ 鸠尾
㉚ 乳根
③ 巨阙
㉓ 大包
㉛ 不容
⑮ 腹通谷
⑭ 阴都
① 中脘

华盖 ⑨
紫宫 ⑧
缺盆 ㉕
气户 ㉖
胸乡 ㉒
天池 ⑳
膺窗 ㉘
乳中 ㉙
玉堂 ⑦
膻中 ⑥
中庭 ⑤
幽门 ⑯
上脘 ②

1.中脘

[定位] 上腹部，前正中线上，胸骨剑突下缘与脐中连线的中点。
[主治] 胃痛，呕吐，吞酸，呃逆，腹胀，泄泻，黄疸，癫狂。
[所属经络] 任脉。

2.上脘

[定位] 上腹部，前正中线上，中脘穴上约1寸。
[主治] 胃痛，胃下垂，呕吐，呃逆，腹胀，癫痫。
[所属经络] 任脉。

3.巨阙

[定位] 上腹部，前正中线上，中脘穴上约3横指处。
[主治] 腹痛，反胃，吐食，心悸，哮喘，膈肌痉挛。
[所属经络] 任脉。

4.鸠尾

[定位] 上腹部，前正中线上，胸骨剑突下缘的凹陷处正中。
[主治] 胸痛，反胃，吐食，心悸，哮喘，膈肌痉挛，小儿夜啼。
[所属经络] 任脉。

5. 中庭
〔定位〕在胸部正中线上，平第5肋间，即胸剑结合部位。
〔主治〕胸闷，心痛，呕吐，小儿吐奶。
〔所属经络〕任脉。

6. 膻中
〔定位〕胸部，前正中线上，两乳头连线的中点。
〔主治〕咳嗽，气喘，胸痛，心悸，乳少，呕吐，噎嗝，低血压。
〔所属经络〕任脉。

7. 玉堂
〔定位〕胸部，前正中线上，膻中穴上2横指处。
〔主治〕咳嗽，气喘，胸痛，呕吐。
〔所属经络〕任脉。

8. 紫宫
〔定位〕胸部，前正中线上，平第2肋间隙。
〔主治〕咳嗽，气喘，胸痛。
〔所属经络〕任脉。

9. 华盖
〔定位〕胸部，前正中线上，平第1肋间隙。
〔主治〕咽喉疼痛，咳嗽，气喘，胸胁胀痛。
〔所属经络〕任脉。

10. 璇玑
〔定位〕胸部，前正中线上，天突穴下1寸处。
〔主治〕咳嗽，气喘，胸痛，咽喉痛。
〔所属经络〕任脉。

11. 天突
〔定位〕在颈部前正中线上，当胸骨上窝中央。
〔主治〕咳嗽，气喘，胸痛，咽喉肿痛，慢性咽炎。
〔所属经络〕任脉。

12. 渊腋
〔定位〕侧胸部，在腋中线上，腋下4横指处。
〔主治〕咳嗽，支气管炎，肋间神经痛。
〔所属经络〕足少阳胆经。

13. 辄筋
〔定位〕侧胸部，渊腋穴前1寸，平乳中。
〔主治〕胸部疼痛，气短，肋间神经痛。
〔所属经络〕足少阳胆经。

14. 阴都
〔定位〕上腹部,中脘穴旁开0.5寸处。
〔主治〕腹痛，腹泻，月经不调，不孕，便秘。
〔所属经络〕足少阴肾经。

15. 腹通谷
〔定位〕上腹部，上脘穴旁开0.5寸处。
〔主治〕腹胀，腹痛，呕吐。
〔所属经络〕足少阴肾经。

16. 幽门
〔定位〕上腹部，巨阙穴旁开0.5寸处。
〔主治〕腹痛，腹胀，呕吐，泄泻。
〔所属经络〕足少阴肾经。

17. 俞府
〔定位〕在胸部，当锁骨下缘，前正中线旁开3横指处。
〔主治〕咳嗽，气喘，胸痛，呕吐。
〔所属经络〕足少阴肾经。

18. 中府
〔定位〕云门穴直下1寸处。
〔主治〕咳嗽，气喘，肺胀，胸、背痛。
〔所属经络〕手太阴肺经。

19. 云门
〔定位〕胸前臂外上方，叉腰时，锁骨外端下缘的三角形凹陷的中心。
〔主治〕咳嗽，气喘，胸痛，肩周炎。
〔所属经络〕手太阴肺经。

20. 天池
〔定位〕胸部，第4肋间隙，乳中穴旁开1寸处。
〔主治〕咳嗽，气喘，胸闷，肋痛。
〔所属经络〕手厥阴心包经。

21. 天溪
〔定位〕胸外侧部，第4肋间隙中央，乳中穴旁开3横指处。
〔主治〕胸痛，咳嗽，乳少，气短。
〔所属经络〕足太阴脾经。

22. 胸乡
〔定位〕胸外侧部，第3肋间隙中央，膺窗穴旁开3横指处。
〔主治〕咳嗽，肋间神经痛，胸痛。
〔所属经络〕足太阴脾经。

23. 大包
〔定位〕侧胸部，腋中线上，渊腋穴下4横指处。
〔主治〕咳嗽，气喘，胸肋，胀满。
〔所属经络〕足太阴脾经。

24. 气舍
〔定位〕在颈部，当锁骨内侧端的上缘胸骨头与锁骨头之间。
〔主治〕咳嗽，口腔膜炎，膈肌痉挛。
〔所属经络〕足阳明胃经。

25. 缺盆
〔定位〕锁骨上窝的中点，锁骨上缘与乳头纵线交点处。
〔主治〕咳嗽，缺盆中痛，手指麻木。
〔所属经络〕足阳明胃经。

26. 气户
〔定位〕胸部，锁骨下缘与乳头纵线交点处。
〔主治〕咳嗽，胸痛，呃逆，胁肋疼痛。
〔所属经络〕足阳明胃经。

27. 屋翳
〔定位〕胸部，第2肋间隙与乳头纵线交点处。
〔主治〕咳嗽，乳痈，乳痛，气喘。
〔所属经络〕足阳明胃经。

28. 膺窗
〔定位〕胸部，第3肋间隙与乳头纵线交点处。
〔主治〕咳嗽，气喘，胸痛，乳痈。
〔所属经络〕足阳明胃经。

29. 乳中
〔定位〕胸部，乳头中央。
〔主治〕母乳不畅。
〔所属经络〕足阳明胃经。

30. 乳根
〔定位〕胸部，第5肋间隙，乳头直下2横指处。
〔主治〕乳少，胸痛，咳嗽，呃逆。
〔所属经络〕足阳明胃经。

31. 不容
〔定位〕上腹部，巨阙穴旁开3横指处。
〔主治〕呕吐，胃痛，腹胀。
〔所属经络〕足阳明胃经。

穴位图说明（正面腹部）：

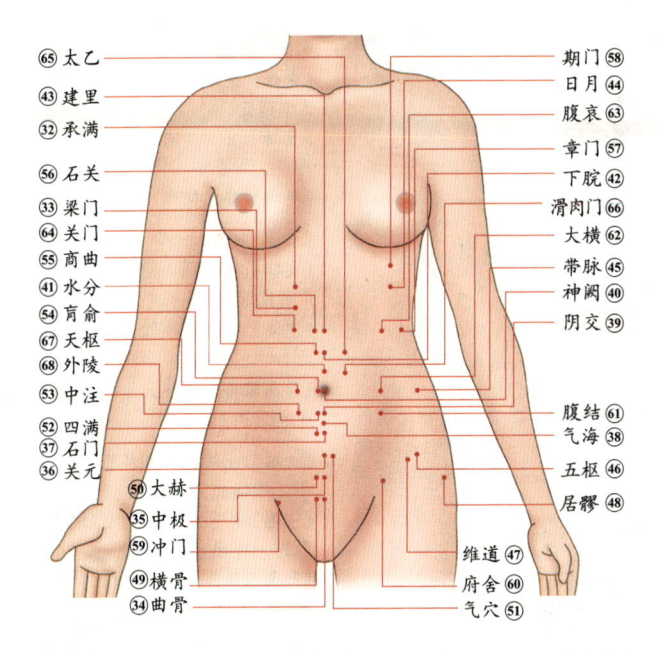

左侧标注（自上而下）：
- ⑥⑤ 太乙
- ㊸ 建里
- ㉜ 承满
- ㊻ 石关
- ㉝ 梁门
- ⑥④ 关门
- ㊺ 商曲
- ㊶ 水分
- ㊾ 肓俞
- ⑥⑦ 天枢
- ⑥⑧ 外陵
- ㊽ 中注
- ㊼ 四满
- ㊲ 石门
- ㊱ 关元
- ㊿ 大赫
- ㉟ 中极
- ㊾ 冲门
- ㊾ 横骨
- ㉞ 曲骨

右侧标注（自上而下）：
- ㊺ 期门
- ㊹ 日月
- ⑥③ 腹哀
- ㊼ 章门
- ㊷ 下脘
- ⑥⑥ 滑肉门
- ⑥② 大横
- ㊺ 带脉
- ㊵ 神阙
- ㊴ 阴交
- ⑥① 腹结
- ㊳ 气海
- ㊻ 五枢
- ㊽ 居髎
- ㊼ 维道
- ⑥⑩ 府舍
- ㊶ 气穴

32. 承满

〔定位〕上腹部，上脘穴旁开3横指处。

〔主治〕胃炎，胃痛，肋间神经痛。

〔所属经络〕足阳明胃经。

33. 梁门

〔定位〕上腹部，中脘穴旁开3横指处。

〔主治〕胃痛，呕吐，腹胀，肠鸣，食欲不振，吐血，胃下垂。

〔所属经络〕足阳明胃经。

34. 曲骨

〔定位〕下腹部，前正中线上，耻骨联合上缘中点处。

〔主治〕小便不利，遗尿，遗精，阳痿，痛经，月经不调，带下，前列腺增生。

〔所属经络〕任脉。

35. 中极

〔定位〕下腹部，前正中线上，石门穴下3横指处。

〔主治〕小便不利，遗尿，遗精，阳痿，月经不调，崩漏，带下，不孕，前列腺增生。

〔所属经络〕任脉。

36. 关元

〔定位〕下腹部，前正中线上，脐下4横指处。

〔主治〕遗尿，小便频繁，尿闭，泄泻，腹痛，遗精，阳痿，月经不调，带下，不孕，中风脱证，虚劳羸瘦（本穴具有强身健体的作用，为保健要穴）。
〔所属经络〕任脉。

37.石门
〔定位〕下腹部，前正中线上，脐下3横指处。
〔主治〕腹痛，腹泻，水肿，疝气，小便不利，闭经，带下，崩漏。
〔所属经络〕任脉。

38.气海
〔定位〕下腹部，前正中线上，脐下2横指处。
〔主治〕腹痛，泄泻，便秘，遗尿，遗精，阳痿，月经不调，闭经，崩漏，虚脱，形体羸瘦（本穴有强壮作用，为保健要穴）。
〔所属经络〕任脉。

39.阴交
〔定位〕下腹部，前正中线上，关元穴上2横指处。
〔主治〕腹痛，疝气，水肿，月经不调，带下，头发干枯。
〔所属经络〕任脉。

40.神阙
〔定位〕腹部，脐窝正中处。
〔主治〕腹痛，泄泻，脱肛，水肿，虚脱，痛风，小儿惊风。
〔所属经络〕任脉。

41.水分
〔定位〕在腹部正中线上，当脐上1寸处。
〔主治〕水肿，小便不通，腹泻，腹痛，反胃，呕吐。
〔所属经络〕任脉。

42.下脘
〔定位〕上腹部，前正中线上，脐上3横指处。
〔主治〕腹痛，腹胀，泄泻，呕吐，痞块，胃痉挛，胃下垂。
〔所属经络〕任脉。

43.建里
〔定位〕上腹部，前正中线上，脐上4横指处。
〔主治〕胃痛，呕吐，食欲不振，腹胀，水肿。
〔所属经络〕任脉。

44.日月
〔定位〕上腹部，乳头直下，期门穴下2横指处。
〔主治〕肝胆疾病，呕吐，胁肋疼痛，呃逆，黄疸。
〔所属经络〕足少阳胆经。

45.带脉
〔定位〕侧腹部，第11肋骨游离端直下，与脐相平。
〔主治〕妇科疾病，下腹疼痛，腰部寒冷。
〔所属经络〕足少阳胆经。

46.五枢
〔定位〕侧腹部，带脉穴下4横指处。
〔主治〕腹痛，疝气，带下，便秘。
〔所属经络〕足少阳胆经。

47.维道
〔定位〕侧腹部，在五枢穴前下0.5寸处。
〔主治〕腹痛，疝气，带下，食欲不振。
〔所属经络〕足少阳胆经。

48. 居髎

〔定位〕在髂前上棘与股骨大转子高点连线的中点处。

〔主治〕腰痛，下肢痿痹，瘫痪，疝气，坐骨神经痛，腰膝酸软。

〔所属经络〕足少阳胆经。

49. 横骨

〔定位〕下腹部，耻骨联合上，曲骨穴旁开0.5寸处。

〔主治〕妇科疾病，小腹胀痛，遗精，阳痿，遗尿，小便不利，疝气，身体虚弱。

〔所属经络〕足少阴肾经。

50. 大赫

〔定位〕位于下腹部，在中极穴旁开0.5寸处。

〔主治〕遗精，带下，月经不调，痛经，泄泻。

〔所属经络〕足少阴肾经。

51. 气穴

〔定位〕位于下腹部，在关元穴旁开0.5寸处。

〔主治〕月经不调，带下，小便不利，泄泻。

〔所属经络〕足少阴肾经。

52. 四满

〔定位〕下腹部，肓俞穴上3横指处。

〔主治〕月经不调，带下，遗尿，遗精，疝气，便秘，腹痛。

〔所属经络〕足少阴肾经。

53. 中注

〔定位〕腹部，肓俞穴下1寸处。

〔主治〕月经不调，腹痛，便秘，泄泻。

〔所属经络〕足少阴肾经。

54. 肓俞

〔定位〕腹部，与脐中相平，前正中线旁开0.5寸处。

〔主治〕腹痛，腹胀，呕吐，便秘，泄泻。

〔所属经络〕足少阴肾经。

55. 商曲

〔定位〕上腹部，肓俞穴上3横指处。

〔主治〕腹痛，泄泻，便秘。

〔所属经络〕足少阴肾经。

56. 石关

〔定位〕上腹部，肓俞穴上4横指处。

〔主治〕呕吐，腹痛，便秘，不孕。

〔所属经络〕足少阴肾经。

57. 章门

〔定位〕侧腹部，第11肋间隙游离端下际。即屈肘合腋时，肘尖处。

〔主治〕腹痛，腹胀，泄泻，胁痛，痞块。

〔所属经络〕足厥阴肝经。

58. 期门

〔定位〕体前，乳头直下与肋骨下缘交界处。

〔主治〕胸胁胀痛，腹胀，呕吐，乳痈。

〔所属经络〕足厥阴肝经。

59. 冲门

〔定位〕腹股沟外侧，耻骨联合上缘中点旁开5横指，有动脉搏动处。

〔主治〕腹痛，疝气，腹满积聚，霍乱吐泻。

〔所属经络〕足太阴脾经。

60. 府舍

〔定位〕下腹部，冲门穴外上方1寸与乳头纵线交点处。
〔主治〕便秘，下腹疼痛，腹胀。
〔所属经络〕足太阴脾经。

61. 腹结

〔定位〕下腹部，在脐中至髂前上棘的连线的外1/3与中1/3的交点处。
〔主治〕下腹痛，便秘，腹泻。
〔所属经络〕足太阴脾经。

62. 大横

〔定位〕腹部，脐中横线与乳头纵线交点处。
〔主治〕便秘，腹泻，腹痛。
〔所属经络〕足太阴脾经。

63. 腹哀

〔定位〕上腹部，大横穴上4横指处。
〔主治〕腹痛，便秘，泄泻，痢疾，肠鸣。
〔所属经络〕足太阴脾经。

64. 关门

〔定位〕上腹部，建里穴旁开3横指处。
〔主治〕腹痛，腹胀，肠鸣泄泻，食欲不振，水肿。
〔所属经络〕足阳明胃经。

65. 太乙

〔定位〕上腹部，下脘穴旁开3横指处。
〔主治〕呕吐，胃痛，腹胀，食欲不振，烦躁，恶心。
〔所属经络〕足阳明胃经。

66. 滑肉门

〔定位〕上腹部，水分穴旁开3横指处。
〔主治〕呕吐，腹胀，腹泻，胃痛，癫狂，神经衰弱。
〔所属经络〕足阳明胃经。

67. 天枢

〔定位〕腹中部，脐旁3横指处。
〔主治〕腹痛，腹胀，腹泻，痢疾，便秘，肠痈，热病，疝气，水肿，月经不调，肥胖。
〔所属经络〕足阳明胃经。

68. 外陵

〔定位〕下腹部，阴交穴旁开3横指处。
〔主治〕下腹痛，疝气，痛经，胃下垂。
〔所属经络〕足阳明胃经。

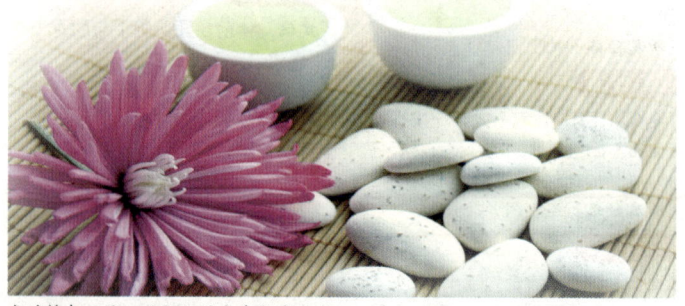

多踩鹅卵石是一种很好的自我按摩方法。

肩、背部穴位及其定位法

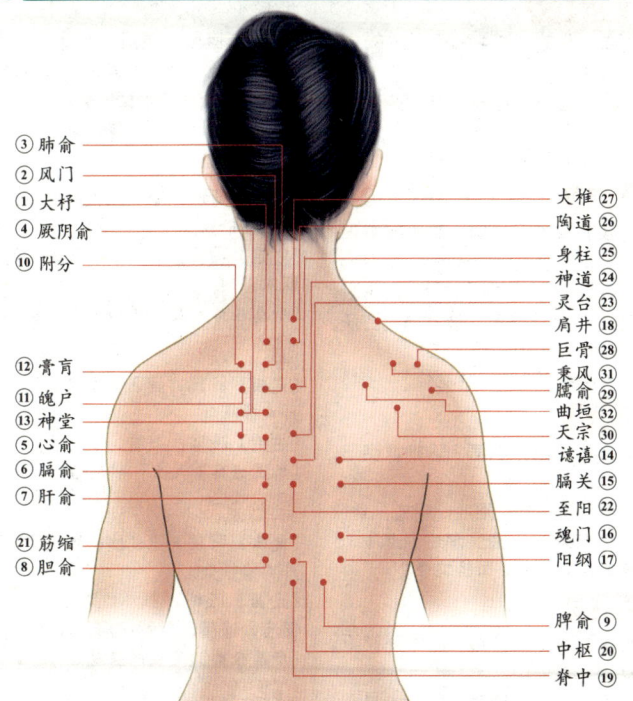

- ③ 肺俞
- ② 风门
- ① 大杼
- ④ 厥阴俞
- ⑩ 附分
- ⑫ 膏肓
- ⑪ 魄户
- ⑬ 神堂
- ⑤ 心俞
- ⑥ 膈俞
- ⑦ 肝俞
- ㉑ 筋缩
- ⑧ 胆俞

- 大椎 ㉗
- 陶道 ㉖
- 身柱 ㉕
- 神道 ㉔
- 灵台 ㉓
- 肩井 ⑱
- 巨骨 ㉘
- 秉风 ㉛
- 臑俞 ㉙
- 曲垣 ㉜
- 天宗 ㉚
- 譩譆 ⑭
- 膈关 ⑮
- 至阳 ㉒
- 魂门 ⑯
- 阳纲 ⑰
- 脾俞 ⑨
- 中枢 ⑳
- 脊中 ⑲

1. 大杼

〔定位〕背部，在第1胸椎棘突下，旁开1.5寸处。
〔主治〕咳嗽，发热，头痛，颈项拘急，肩背痛。
〔所属经络〕足太阳膀胱经。

2. 风门

〔定位〕背部，在第2胸椎棘突下，旁开1.5寸处。
〔主治〕伤风，咳嗽，发热头痛，目眩，项强，胸背痛，鼻塞流涕。
〔所属经络〕足太阳膀胱经。

3. 肺俞

〔定位〕背部，在第3胸椎棘突下，旁开1.5寸处。
〔主治〕咳嗽，气喘，胸满，背痛，

盗汗，咯血，鼻塞。
〔所属经络〕足太阳膀胱经。

4. 厥阴俞
〔定位〕背部，第4胸椎棘突下，旁开1.5寸处。
〔主治〕心痛，心悸，胸闷，咳嗽，呕吐。
〔所属经络〕足太阳膀胱经。

5. 心俞
〔定位〕背部，在第5胸椎棘突下，旁开1.5寸处。
〔主治〕心痛，心烦，惊悸怔忡，失眠，健忘，梦遗，咳嗽，胸背痛，盗汗，癫狂痫，低血压。
〔所属经络〕足太阳膀胱经。

6. 膈俞
〔定位〕背部，在第7胸椎棘突下，旁开1.5寸处。
〔主治〕胃脘痛，呕吐，呃逆，食欲不振，咳嗽，吐血，潮热，盗汗。
〔所属经络〕足太阳膀胱经。

7. 肝俞
〔定位〕背部，在第9胸椎棘突下，旁开1.5寸处。
〔主治〕黄疸，胁痛，吐血，目赤，目视不明，眩晕，夜盲，癫痫，背痛，湿疹，贫血。
〔所属经络〕足太阳膀胱经。

8. 胆俞
〔定位〕背部，第10胸椎棘突下，旁开1.5寸处。
〔主治〕口苦，胁痛，黄疸，呕吐，腹胀，胃肠虚弱，糖尿病。
〔所属经络〕足太阳膀胱经。

9. 脾俞
〔定位〕背部，第11胸椎棘突旁开1.5寸处。
〔主治〕腹胀，腹泻，腹痛，胃痛，呕吐，消化不良，黄疸，水肿，腹胀，胃肠虚弱，糖尿病，背痛。
〔所属经络〕足太阳膀胱经。

10. 附分
〔定位〕背部，第2胸椎棘突下，旁开4横指处。
〔主治〕项背强痛，肩背拘急，肘臂麻木。
〔所属经络〕足太阳膀胱经。

11. 魄户
〔定位〕背部，第3胸椎棘突下，旁开4横指处。
〔主治〕咳嗽，气喘，肩背痛。
〔所属经络〕足太阳膀胱经。

12. 膏肓
〔定位〕背部，第4胸椎棘突下，旁开4横指处。
〔主治〕咳嗽，气喘，咯血，盗汗，健忘，遗精，肩背疼痛，神经衰弱。
〔所属经络〕足太阳膀胱经。

13. 神堂
〔定位〕背部，第5胸椎棘突下，旁开4横指处。
〔主治〕咳嗽，气喘，胸闷，背痛，心悸，心烦，低血压。
〔所属经络〕足太阳膀胱经。

14. 譩譆
〔定位〕背部，第6胸椎棘突下，旁开4横指处。
〔主治〕咳嗽，气喘，热病，肩背痛，

胸膜炎，肋间神经痛，背部肌肉疼痛。
〔所属经络〕足太阳膀胱经。

15. 膈关
〔定位〕背部，第7胸椎棘突下，旁开4横指处。
〔主治〕呕吐，嗳气，食欲不振，胸闷，脊背强痛。
〔所属经络〕足太阳膀胱经。

16. 魂门
〔定位〕背部，第9胸椎棘突下，旁开4横指处。
〔主治〕胸胁痛，呕吐，背痛，肋间神经痛，肝脏疾病。
〔所属经络〕足太阳膀胱经。

17. 阳纲
〔定位〕背部，第10胸椎棘突下，旁开4横指处。
〔主治〕肝胆疾病，肠鸣，泄泻，黄疸，消渴，腹痛。
〔所属经络〕足太阳膀胱经。

18. 肩井
〔定位〕在肩上，当大椎穴与肩峰连线中点处。
〔主治〕头项强痛，肩背疼痛，上肢不遂，难产，乳痈，乳汁不下，肥胖。
〔所属经络〕足少阳胆经。

19. 脊中
〔定位〕背部，后正中线上，第11胸椎棘突下凹陷中。
〔主治〕泄泻，黄疸，癫痫，小儿疳疾，脱肛，腰脊强痛。
〔所属经络〕督脉。

20. 中枢
〔定位〕背部，后正中线上，第10胸椎棘突下凹陷中。
〔主治〕黄疸，呕吐，腹满，腰脊强痛。
〔所属经络〕督脉。

21. 筋缩
〔定位〕背部，后正中线上，第9胸椎棘突下凹陷中。
〔主治〕癫痫，抽搐，腰脊强痛，胃痛，背部疼痛，肝脏疾病，气力减退。
〔所属经络〕督脉。

22. 至阳
〔定位〕背部，后正中线上，第7胸椎棘突下凹陷中。
〔主治〕胸胁胀满，黄疸，咳嗽，气喘，背痛，脊背强痛。
〔所属经络〕督脉。

23. 灵台
〔定位〕背部，后正中线上，第6胸椎棘突下凹陷中。
〔主治〕咳嗽，气喘，疔疮，脊背强痛。
〔所属经络〕督脉。

24. 神道
〔定位〕背部，后正中线上，第5胸椎棘突下凹陷中。
〔主治〕心悸，健忘，咳嗽，脊背强痛，神经衰弱，小儿惊风。
〔所属经络〕督脉。

25. 身柱
〔定位〕背部，后正中线上，在第3胸椎棘突下凹陷中。
〔主治〕咳嗽，气喘，癫痫，脊背强

痛，小儿体质虚弱。
〔所属经络〕督脉。

26.陶道
〔定位〕背部，后正中线上，第1胸椎棘突下凹陷中。
〔主治〕头痛，热病，脊背强痛。
〔所属经络〕督脉。

27.大椎
〔定位〕后颈部，后正中线上，第7颈椎棘突下凹陷中。
〔主治〕热病，咳嗽，气喘，骨蒸盗汗，癫痫，头痛项强，肩背痛，腰脊强痛，风疹。
〔所属经络〕督脉。

28.巨骨
〔定位〕在肩上部，当锁骨肩峰端与肩胛冈之间凹陷处。
〔主治〕肩周炎，上臂神经痛，上肢抬举困难、伸展不便。
〔所属经络〕手阳明大肠经。

29.臑俞
〔定位〕肩部，腋后皱襞缝纹直上，当肩胛冈下缘凹陷中。
〔主治〕上肢神经痛，肩周炎，肩关节疼痛。
〔所属经络〕手太阳小肠经。

30.天宗
〔定位〕肩胛部，在肩胛冈下窝的中央。
〔主治〕肩胛疼痛，肩臂外后侧痛，气喘，乳痈。
〔所属经络〕手太阳小肠经。

31.秉风
〔定位〕在肩胛冈上窝中央，当天宗穴直上，举臂有凹陷处。
〔主治〕肩臂疼痛，上肢酸麻、不举，咳嗽。
〔所属经络〕手太阳小肠经。

32.曲垣
〔定位〕肩胛部，在肩胛冈上窝内侧端，约在臑俞穴与第2胸椎棘突连线的中点处。
〔主治〕肩背痛、肩胛部拘挛疼痛。
〔所属经络〕手太阳小肠经。

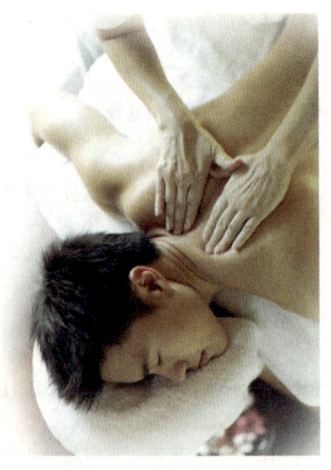

后颈部是大椎穴位所在地，多按摩此处可缓解肩膀酸痛、脖子僵硬等症状。

背腰部穴位及其定位法

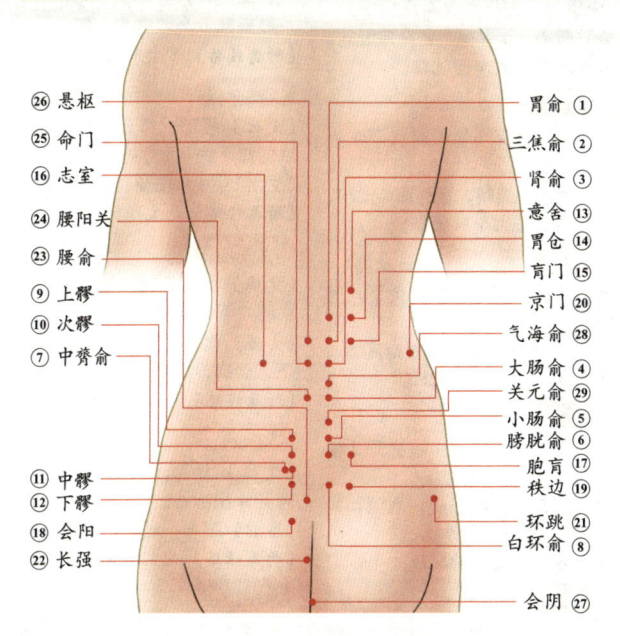

㉖ 悬枢
㉕ 命门
⑯ 志室
㉔ 腰阳关
㉓ 腰俞
⑨ 上髎
⑩ 次髎
⑦ 中膂俞
⑪ 中髎
⑫ 下髎
⑱ 会阳
㉒ 长强

胃俞 ①
三焦俞 ②
肾俞 ③
意舍 ⑬
胃仓 ⑭
肓门 ⑮
京门 ⑳
气海俞 ㉘
大肠俞 ④
关元俞 ㉙
小肠俞 ⑤
膀胱俞 ⑥
胞肓 ⑰
秩边 ⑲
环跳 ㉑
白环俞 ⑧
会阴 ㉗

1. 胃俞

〔定位〕背部,第12胸椎棘突下,旁开2横指处。

〔主治〕胃脘痛,呕吐,腹胀,肠鸣,胸胁痛。

〔所属经络〕足太阳膀胱经。

2. 三焦俞

〔定位〕腰部,第1腰椎棘突下,旁开2横指处。

〔主治〕胃脘痛,腹胀,呕吐,肠鸣,水肿,痢疾,胸胁痛,腰背痛,腰扭伤,痛经。

〔所属经络〕足太阳膀胱经。

3. 肾俞

〔定位〕腰部,第2腰椎棘突下,旁开2横指处。

〔主治〕阳痿,遗精,早泄,不孕,遗尿,小便不利,水肿,月经不调,白带,腰背酸痛,头昏,耳鸣,耳聋,喘咳少气,糖尿病。

〔所属经络〕足太阳膀胱经。

77

4. 大肠俞
〔定位〕腰部，第4腰椎棘突下，旁开2横指处，约与髂脊高点相平。
〔主治〕腹痛，腰脊痛，坐骨神经痛。
〔所属经络〕足太阳膀胱经。

5. 小肠俞
〔定位〕骶部，第1骶椎棘突下，旁开2横指处。
〔主治〕泄泻，遗精，腰腿痛，便秘。
〔所属经络〕足太阳膀胱经。

6. 膀胱俞
〔定位〕骶部，第2骶椎棘突下，旁开2横指处。
〔主治〕腹胀，痢疾，便秘，腰脊疼痛。
〔所属经络〕足太阳膀胱经。

7. 中膂俞
〔定位〕骶部，在骶正中嵴旁开2横指，平第3骶后孔处。
〔主治〕腰脊、骶部强痛，泄泻，痢疾，腹胀，疝气，不孕。
〔所属经络〕足太阳膀胱经。

8. 白环俞
〔定位〕骶部，在骶正中嵴旁开2横指，平第4骶后孔处。
〔主治〕遗尿，疝气，遗精，月经不调，白带，腰骶痛。
〔所属经络〕足太阳膀胱经。

9. 上髎
〔定位〕骶部，在髂后上棘与后正中线连线中点处，正当第1骶后孔中。
〔主治〕腰痛，带下，腰扭伤，阳痿。
〔所属经络〕足太阳膀胱经。

10. 次髎
〔定位〕骶部，在髂后上棘与后正中线连线中点处，当第2骶后孔中。
〔主治〕遗尿，遗精，小便不利，疝气，痛经，月经不调，带下，腰痛，下肢麻痹，腰膝寒冷，气短。
〔所属经络〕足太阳膀胱经。

11. 中髎
〔定位〕骶部，第3骶后孔凹陷中，次髎穴下约0.5寸处。
〔主治〕泄泻，便秘，月经不调，腰痛。
〔所属经络〕足太阳膀胱经。

12. 下髎
〔定位〕骶部，第4骶后孔凹陷中，中髎穴下约0.5寸处。
〔主治〕腹痛，便秘，小便不利，带下，腰痛，阳痿，痛经。
〔所属经络〕足太阳膀胱经。

13. 意舍
〔定位〕背部，第11胸椎棘突下，旁开4横指处。
〔主治〕腹胀，呕吐，肠鸣，胃痛。
〔所属经络〕足太阳膀胱经。

14. 胃仓
〔定位〕背部，第12胸椎棘突下，旁开4横指处。
〔主治〕胃脘痛，腹胀，水肿，背痛。
〔所属经络〕足太阳膀胱经。

15. 肓门
〔定位〕腰部，第1腰椎棘突下旁开4横指处。
〔主治〕腹痛，便秘，乳疾，痞块。
〔所属经络〕足太阳膀胱经。

16. 志室
〔定位〕腰部，第2腰椎棘突下，旁开4横指处。

〔主治〕水肿，腰脊痛，坐骨神经痛。
〔所属经络〕足太阳膀胱经。

17. 胞肓
〔定位〕臀部，平第2骶后孔，骶正中嵴旁开4横指处。
〔主治〕腹胀，便秘，腰膝寒冷。
〔所属经络〕足太阳膀胱经。

18. 会阳
〔定位〕骶部，在尾骨尖旁开0.5寸处。
〔主治〕阳痿，泄泻，痔疾，便血。
〔所属经络〕足太阳膀胱经。

19. 秩边
〔定位〕臀部，平第4骶后孔，骶正中嵴旁开4横指处。
〔主治〕腰骶痛，痔疾，下肢麻痹。
〔所属经络〕足太阳膀胱经。

20. 京门
〔定位〕当侧腰部，当第12肋游离端下方。
〔主治〕小便不利，水肿，腰痛，胁痛。
〔所属经络〕足少阳胆经。

21. 环跳
〔定位〕股外侧部，侧卧屈股时，股骨大转子高点与骶管裂孔连线的外1/3与内2/3交点处。
〔主治〕腰胯疼痛，半身不遂。
〔所属经络〕足少阳胆经。

22. 长强
〔定位〕尾骨尖下方，约当尾骨尖端与肛门连线的中点处。
〔主治〕便血，尾骶痛，阳痿，腰脊痛。
〔所属经络〕督脉。

23. 腰俞
〔定位〕骶部后正中线，当骶管裂孔处。
〔主治〕妇科疾病，月经不调，痔疮。
〔所属经络〕督脉。

24. 腰阳关
〔定位〕腰部，后正中线上，第4腰椎棘突下凹陷中。
〔主治〕腰脊、坐骨神经痛，下肢麻痹。
〔所属经络〕督脉。

25. 命门
〔定位〕腰部，后正中线上，第2腰椎棘突下凹陷中。
〔主治〕痛风，腰痛，下肢麻痹。
〔所属经络〕督脉。

26. 悬枢
〔定位〕腰部，后正中线上，第1腰椎棘突下凹陷中。
〔主治〕泄泻，腹痛，腰脊强痛。
〔所属经络〕督脉。

27. 会阴
〔定位〕在会阴部，男性当阴囊与肛门连线中点处，女性当大阴唇后联合与肛门连线中点处。
〔主治〕遗精，月经不调，癫狂。
〔所属经络〕任脉。

28. 气海俞
〔定位〕腰部，第3腰椎棘突下，旁开2横指处。
〔主治〕腰痛，痛经，肠鸣，便秘。
〔所属经络〕足太阳膀胱经。

29. 关元俞
〔定位〕在腰部，第5腰椎棘突下，旁开2横指处。
〔主治〕腹胀，泄泻，遗尿，腰痛。
〔所属经络〕足太阳膀胱经。

上肢内侧穴位及其定位法

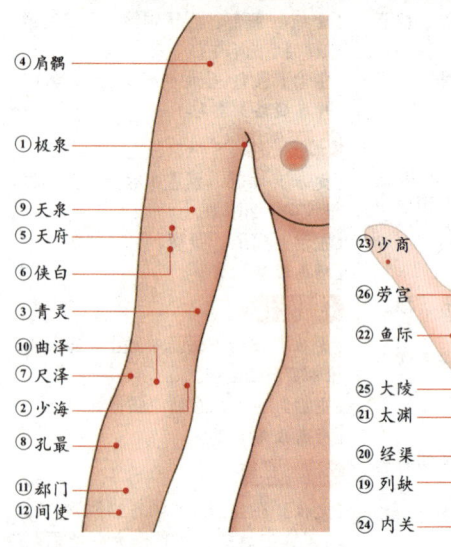

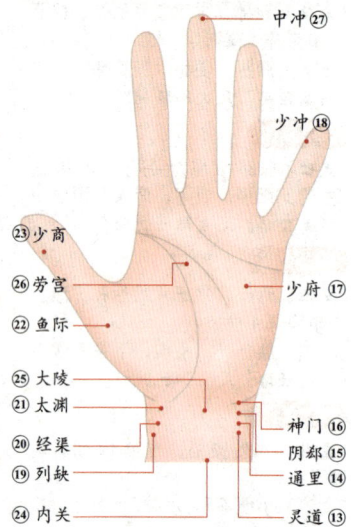

④肩髃
①极泉
⑨天泉
⑤天府
⑥侠白
③青灵
⑩曲泽
⑦尺泽
②少海
⑧孔最
⑪郄门
⑫间使

㉗中冲
⑱少冲
㉓少商
㉖劳宫
㉒鱼际
⑰少府
㉕大陵
㉑太渊
⑳经渠
⑲列缺
㉔内关
⑯神门
⑮阴郄
⑭通里
⑬灵道

1. 极泉

〔定位〕腋窝顶点，腋动脉搏动处。
〔主治〕上肢不遂，肩臂疼痛，心痛，胸闷，胁肋胀痛，腋臭。
〔所属经络〕手少阴心经。

2. 少海

〔定位〕屈肘，在肘横纹内侧端与肱骨内上髁连线的中点处。
〔主治〕手臂麻木，肩痛，肘痛。
〔所属经络〕手少阴心经。

3. 青灵

〔定位〕肱二头肌内侧沟中，当极泉与少海连线上，肘横纹上4横指处。
〔主治〕头痛，胁痛，肩臂痛，肩周炎。
〔所属经络〕手少阴心经。

4. 肩髃

〔定位〕肩峰前下方，上臂前举时出现的凹陷中。
〔主治〕肩臂疼痛，手臂挛急，上肢不遂。
〔所属经络〕手阳明大肠经。

5. 天府

〔定位〕臂向前平举，俯头鼻尖接触上臂内侧处。

〔主治〕哮喘，鼻衄，上臂内侧痛。
〔所属经络〕手太阴肺经。

6. 侠白
〔定位〕上臂前外侧，天府穴下约1寸处。
〔主治〕咳嗽，气喘，干呕，烦满，上臂内侧痛。
〔所属经络〕手太阴肺经。

7. 尺泽
〔定位〕仰掌屈肘，当肘横纹上紧靠肱二头肌腱桡侧缘凹陷中。
〔主治〕咳嗽，气喘，咯血，潮热，胸部胀满，咽喉肿痛，吐泻，小儿惊风，肘臂挛痛。
〔所属经络〕手太阴肺经。

8. 孔最
〔定位〕在前臂掌面桡侧，尺泽穴与太渊穴连线中点上1寸处。
〔主治〕咳嗽，气喘，咯血，咽喉肿痛，肘臂挛痛，痔疾。
〔所属经络〕手太阴肺经。

9. 天泉
〔定位〕大臂内侧，肱二头肌长短头之间，腋前纹头下3横指处。
〔主治〕心痛，咳嗽，胸胁胀痛，臂痛。
〔所属经络〕手厥阴心包经。

10. 曲泽
〔定位〕在肘横纹中，当肱二头肌腱尺侧缘。
〔主治〕心痛，心悸，胃痛，呕吐，泄泻，热证，网球肘。
〔所属经络〕手厥阴心包经。

11. 郄门
〔定位〕前臂掌侧，曲泽穴与大陵穴连线的中点下1寸处。
〔主治〕心痛，胸痛，呕血，咳血，癫痫，肘臂挛痛。
〔所属经络〕手厥阴心包经。

12. 间使
〔定位〕前臂掌侧，曲泽穴与大陵穴的连线上，腕掌横纹上4横指处。
〔主治〕心痛，心悸，胃痛，呕吐，热病，癫狂痫，臂痛。
〔所属经络〕手厥阴心包经。

13. 灵道
〔定位〕在前臂掌侧，当尺侧腕屈肌腱桡侧缘，腕横纹上2横指处。
〔主治〕心脏病，眼部充血，瘛症。
〔所属经络〕手少阴心经。

14. 通里
〔定位〕在前臂掌侧，当尺侧腕屈肌腱桡侧缘，腕横纹上1寸处。
〔主治〕心悸，怔忡，舌强不语，腕臂痛，眼部充血，瘛症。
〔所属经络〕手少阴心经。

15. 阴郄
〔定位〕在前臂掌侧，当尺侧腕屈肌腱桡侧缘，腕横纹上0.5寸处。
〔主治〕心痛，心悸，惊恐，吐血，鼻衄，失语，骨蒸盗汗。
〔所属经络〕手少阴心经。

16. 神门
〔定位〕在腕掌侧横纹尺侧端，尺侧腕屈肌腱桡侧凹陷中。
〔主治〕心痛，心烦，惊悸，怔忡，失眠，健忘，瘛症，癫狂痫，胸胁痛，掌中热，神经衰弱。
〔所属经络〕手少阴心经。

17. 少府
[定位] 在手掌面第4、第5掌骨之间，握拳时小指尖所点之处。
[主治] 心悸，胸痛，小便不利，遗尿，阴痒痛，小指拘急疼痛，掌中热，善惊。
[所属经络] 手少阴心经。

18. 少冲
[定位] 小指末节桡侧，指甲根角旁约0.1寸处。
[主治] 心悸，心痛，癫狂，热病，中风昏迷，臂内后侧痛，胸胁痛。
[所属经络] 手少阴心经。

19. 列缺
[定位] 在前臂掌面桡侧缘，桡骨茎突上方，腕横纹上2横指处，或两手虎口交叉，一只手的食指按在另一只手桡骨茎突上，食指尖端所压处。
[主治] 咳嗽，气喘，咽喉痛，半身不遂，偏头痛，项强痛，腕痛无力。
[所属经络] 手太阴肺经。

20. 经渠
[定位] 前臂掌面桡侧缘，在桡骨茎突与桡动脉之间凹陷中，当腕掌横纹上1寸处。
[主治] 咳嗽，气喘，胸痛，咽喉肿痛，手腕痛。
[所属经络] 手太阴肺经。

21. 太渊
[定位] 腕掌横纹桡侧端，桡动脉搏动处。
[主治] 咳嗽，气喘，咯血，胸痛，咽喉肿痛，无脉症，手腕痛。
[所属经络] 手太阴肺经。

22. 鱼际
[定位] 在第1掌骨中点桡侧，赤白肉际处。
[主治] 咳嗽，咯血，发热，咽干，咽喉肿痛，失声，乳痈，掌中热，小儿疳疾。
[所属经络] 手太阴肺经。

23. 少商
[定位] 拇指末节桡侧，指甲根角旁约0.1寸处。
[主治] 咽喉肿痛，咳嗽，高烧，小儿惊风。
[所属经络] 手太阴肺经。

24. 内关
[定位] 在腕掌横纹上3横指，掌长肌腱与桡侧腕屈肌腱之间。
[主治] 心悸，胸闷，呕吐，呃逆，癫痫，上肢痹痛，偏瘫，失眠，头痛。
[所属经络] 手厥阴心包经。

25. 大陵
[定位] 腕掌横纹中央，掌长肌腱与桡侧腕屈肌腱之间凹陷中。
[主治] 心悸，胃痛，胸胁，腕关节痛。
[所属经络] 手厥阴心包经。

26. 劳宫
[定位] 在掌心，第2、第3掌骨之间，握拳时中指尖下。
[主治] 心痛，胃痛，癫狂痫，牙痛。
[所属经络] 手厥阴心包经。

27. 中冲
[定位] 在手中指末节尖端中央。
[主治] 昏迷，舌痛，小儿夜啼，中暑。
[所属经络] 手厥阴心包经。

上肢外侧穴位及其定位法

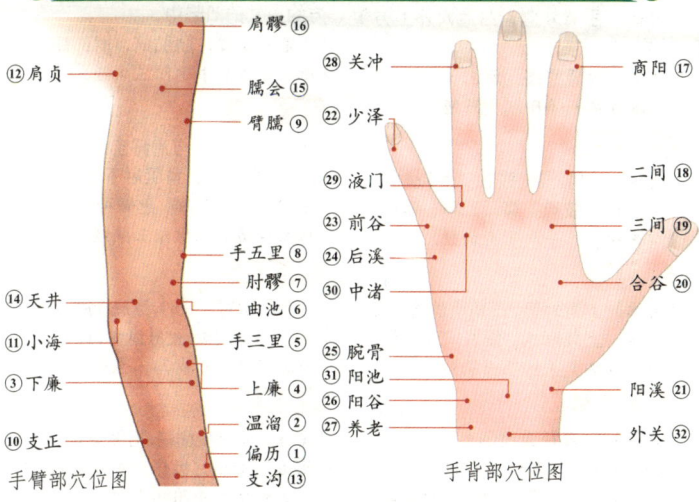

手臂部穴位图

- 肩髎 ⑯
- ⑫ 肩贞
- 臑会 ⑮
- 臂臑 ⑨
- 手五里 ⑧
- 肘髎 ⑦
- 曲池 ⑥
- ⑭ 天井
- ⑪ 小海
- 手三里 ⑤
- ③ 下廉
- 上廉 ④
- 温溜 ②
- ⑩ 支正
- 偏历 ①
- 支沟 ⑬

手背部穴位图

- ㉘ 关冲
- 商阳 ⑰
- ㉒ 少泽
- 二间 ⑱
- ㉙ 液门
- ㉓ 前谷
- 三间 ⑲
- ㉔ 后溪
- ㉚ 中渚
- 合谷 ⑳
- ㉕ 腕骨
- ㉛ 阳池
- ㉖ 阳谷
- 阳溪 ㉑
- ㉗ 养老
- 外关 ㉜

1. 偏历

〔定位〕屈肘,在阳溪与曲池连线上,当腕背横纹上4横指处。
〔主治〕耳聋,目赤,喉痛,臂痛。
〔所属经络〕手阳明大肠经。

2. 温溜

〔定位〕前臂背面桡侧,手腕与肘之间的中点之下1寸。
〔主治〕耳鸣,目赤,臂腕痛,喉痛。
〔所属经络〕手阳明大肠经。

3. 下廉

〔定位〕在阳溪与曲池连线上,当上廉3横指处。
〔主治〕头痛,眩晕,目痛,腹痛,腹胀,肘臂痛,上肢不遂,牙痛。
〔所属经络〕手阳明大肠经。

4. 上廉

〔定位〕前臂背面桡侧,曲池穴下4横指处。
〔主治〕半身不遂,肩臂酸痛麻木。
〔所属经络〕手阳明大肠经。

5. 手三里

〔定位〕前臂背面桡侧,曲池穴下3横指处。
〔主治〕肘臂疼痛,上肢瘫痪,腹泻。
〔所属经络〕手阳明大肠经。

6. 曲池

〔定位〕肘部桡侧,弯曲前臂时,在肘横纹桡侧止点处。
〔主治〕风疹,手臂肿痛,半身不遂。

〔所属经络〕手阳明大肠经。

7. 肘髎

〔定位〕手臂外侧，曲池穴外上方1寸处。

〔主治〕肘臂酸痛，麻木，嗜卧。

〔所属经络〕手阳明大肠经。

8. 手五里

〔定位〕上臂外侧，曲池穴上4横指处。

〔主治〕上肢神经痛，麻痹，嗜卧。

〔所属经络〕手阳明大肠经。

9. 臂臑

〔定位〕上臂外侧，三角肌的止点处。

〔主治〕上肢麻木，颈项拘挛，肩痛。

〔所属经络〕手阳明大肠经。

10. 支正

〔定位〕前臂背面尺侧，阳谷穴与小海穴的连线中点下1寸处。

〔主治〕项强，手指痛，肘臂挛痛。

〔所属经络〕手太阳小肠经。

11. 小海

〔定位〕肘关节背面，当尺骨鹰嘴与肱骨内上髁之间凹陷处。

〔主治〕肘部疼痛，耳痛，耳鸣，耳聋。

〔所属经络〕手太阳小肠经。

12. 肩贞

〔定位〕腋后皱襞缝纹头上1寸处。

〔主治〕肘部疼痛，肩胛痛，手麻。

〔所属经络〕手太阳小肠经。

13. 支沟

〔定位〕前臂背侧，阳池穴与肘尖的连线上，腕背横纹上4横指处。

〔主治〕咽痛，上肢神经痛，胁肋痛。

〔所属经络〕手少阳三焦经。

14. 天井

〔定位〕臂外侧，屈肘时，肘尖后上方约1寸的凹陷中。

〔主治〕头痛，胁肋痛，肘部痛。

〔所属经络〕手少阳三焦经。

15. 臑会

〔定位〕在肘尖与肩髎连线上，当肩髎下4横指，三角肌后下缘处。

〔主治〕肩关节痛，上臂神经痛、麻。

〔所属经络〕手少阳三焦经。

16. 肩髎

〔定位〕上臂外展时，当肩峰后凹陷中。

〔主治〕肩周炎，上肢麻木，肩关节炎。

〔所属经络〕手少阳三焦经。

17. 商阳

〔定位〕食指桡侧端，指甲旁0.1寸处。

〔主治〕咽痛，齿痛，手指麻木。

〔所属经络〕手阳明大肠经。

18. 二间

〔定位〕握拳，在食指桡侧掌指关节前凹陷中。

〔主治〕齿痛，咽喉肿痛，目痛，热病。

〔所属经络〕手阳明大肠经。

19. 三间

〔定位〕食指的掌指关节后方，桡侧凹陷中。

〔主治〕目痛，牙痛，喉痛，腹满。

〔所属经络〕手阳明大肠经。

20. 合谷

〔定位〕在手背第1、第2掌骨间，当第2掌骨中点桡侧。

〔主治〕半身不遂，鼻衄，腹痛。

〔所属经络〕手阳明大肠经。

21. 阳溪
〔定位〕腕背横纹桡侧，大拇指竖起时出现明显凹陷处。
〔主治〕头痛，目赤肿痛，耳鸣，耳聋，齿痛，咽喉肿痛，手关节麻木，低血压。
〔所属经络〕手阳明大肠经。

22. 少泽
〔定位〕在小指尺侧端，指甲角旁0.1寸处。
〔主治〕头痛，咽喉肿痛，乳痈，乳少，热病，昏迷，耳鸣，耳聋，肩臂外侧后缘疼痛，视力减退。
〔所属经络〕手太阳小肠经。

23. 前谷
〔定位〕手掌尺侧，小指根部，掌指横纹头。
〔主治〕疟疾，癫狂，痫症，耳鸣，头痛，目痛，喉痛，上肢麻木。
〔所属经络〕手太阳小肠经。

24. 后溪
〔定位〕手掌尺侧，第5掌指关节后尺侧，手掌横纹头。
〔主治〕耳鸣，头痛，目赤，喉痛。
〔所属经络〕手太阳小肠经。

25. 腕骨
〔定位〕手掌尺侧，第5掌骨根部与钩骨、豌豆骨之间的凹陷中。
〔主治〕头痛，耳鸣，糖尿病，胁痛。
〔所属经络〕手太阳小肠经。

26. 阳谷
〔定位〕手腕尺侧，尺骨茎突与三角骨之间的凹陷中。
〔主治〕头痛，目眩，耳聋，腕痛。
〔所属经络〕手太阳小肠经。

27. 养老
〔定位〕以掌向胸，在尺骨茎突桡侧缘凹陷中。
〔主治〕近视，上肢酸痛，腰痛，痤疮。
〔所属经络〕手太阳小肠经。

28. 关冲
〔定位〕手部，在第4指尺侧端，指甲角旁0.1寸处。
〔主治〕头痛，目赤，耳聋，热病，昏厥，眼部充血。
〔所属经络〕手少阳三焦经。

29. 液门
〔定位〕在手背第4、第5指间，指蹼缘后方赤白肉际处。
〔主治〕目赤，耳聋，喉痹，手臂痛。
〔所属经络〕手少阳三焦经。

30. 中渚
〔定位〕在手背第4、第5掌指关节之间后方凹陷中，液门穴后0.1寸处。可握拳取穴。
〔主治〕头痛，目赤，手指僵硬。
〔所属经络〕手少阳三焦经。

31. 阳池
〔定位〕在腕背横纹中，当指伸肌腱的尺侧缘凹陷处。
〔主治〕眼痛，喉痛，耳聋，臂腕痛。
〔所属经络〕手少阳三焦经。

32. 外关
〔定位〕前臂背侧，阳池穴与肘尖的连线上，腕背横纹上3横指，桡骨与尺骨之间。
〔主治〕头痛，上肢痹痛，胁肋痛。
〔所属经络〕手少阳三焦经。

下肢穴位及其定位法

下肢外侧穴位图

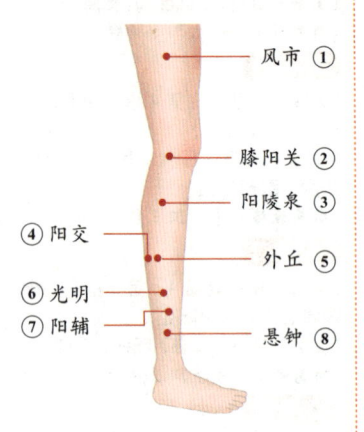

风市 ①
膝阳关 ②
阳陵泉 ③
④ 阳交
外丘 ⑤
⑥ 光明
⑦ 阳辅
悬钟 ⑧

1. 风市

[定位] 大腿外侧中线上,直立垂手时,中指尖处。

[主治] 下肢疼痛、麻木,遍身瘙痒。

[所属经络] 足少阳胆经。

2. 膝阳关

[定位] 膝外侧,阳陵泉穴直上4横指,膝外侧隆起上方的凹陷中。

[主治] 膝肿痛挛急,小腿麻木,膝关节疼痛。

[所属经络] 足少阳胆经。

3. 阳陵泉

[定位] 小腿外侧,腓骨小头前下方凹陷中。

[主治] 胁痛,口苦,呕吐,黄疸,半身不遂,下肢麻痹,坐骨神经痛。

[所属经络] 足少阳胆经。

4. 阳交

[定位] 小腿外侧,外丘外约1寸处。

[主治] 胸胁胀满,下肢痿痹,膝关节疼痛。

[所属经络] 足少阳胆经。

5. 外丘

[定位] 光明上方3横指处。

[主治] 颈项强痛,胸胁胀满,下肢疼痛、麻木。

[所属经络] 足少阳胆经。

6. 光明

[定位] 小腿外侧,悬钟上方3横指,腓骨前缘处。

[主治] 目痛,夜盲,乳房胀痛,头痛,下肢疼痛、麻木。

[所属经络] 足少阳胆经。

7. 阳辅

[定位] 小腿外侧,悬钟上方1寸,腓骨前缘稍前处。

[主治] 偏头痛,目外眦痛,咽喉肿痛,胸胁胀痛,下肢疼痛、麻木。

[所属经络] 足少阳胆经。

8. 悬钟

[定位] 小腿外侧,外踝尖上4横指,腓骨前缘处。

[主治] 项强,胸胁胀痛,下肢疼痛、麻木,咽喉肿痛。

[所属经络] 足少阳胆经。

下肢后侧穴位图

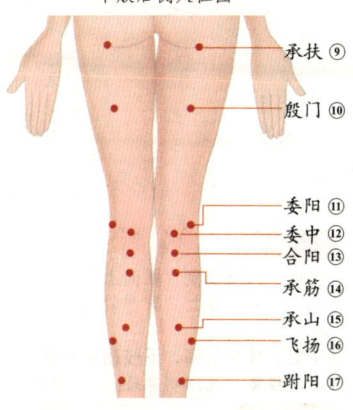

- 承扶 ⑨
- 殷门 ⑩
- 委阳 ⑪
- 委中 ⑫
- 合阳 ⑬
- 承筋 ⑭
- 承山 ⑮
- 飞扬 ⑯
- 跗阳 ⑰

9. 承扶
〔定位〕大腿后面,在臀下横纹中点处。
〔主治〕腰臀疼痛,坐骨神经痛,肥胖。
〔所属经络〕足太阳膀胱经。

10. 殷门
〔定位〕在承扶与委中连线上 1/3 与下 2/3 交界处。
〔主治〕腰腿痛,坐骨神经痛,下肢麻痹。
〔所属经络〕足太阳膀胱经。

11. 委阳
〔定位〕膝后面,委中穴外侧 3 横指处。
〔主治〕坐骨神经痛,腿足挛痛。
〔所属经络〕足太阳膀胱经。

12. 委中
〔定位〕膝后面腘窝中,横纹中央。
〔主治〕腰痛,下肢痿痹,半身不遂。
〔所属经络〕足太阳膀胱经。

13. 合阳
〔定位〕在小腿后面,当委中与承山的连线上,委中下方 3 横指处。
〔主治〕腰脊强痛,疝气,小腿痛。
〔所属经络〕足太阳膀胱经。

14. 承筋
〔定位〕在小腿后面,委中穴下 4 寸。
〔主治〕腿痛,转筋,腰背拘急。
〔所属经络〕足太阳膀胱经。

15. 承山
〔定位〕在小腿后面正中,当伸直小腿或足跟上提时,腓肠肌腹下出现的尖角凹陷处。
〔主治〕小腿转筋,下肢瘫痪。
〔所属经络〕足太阳膀胱经。

16. 飞扬
〔定位〕在小腿后面,当外踝后昆仑直上 7 寸,承山外下方处。
〔主治〕头痛,鼻塞,腰痛,腿软。
〔所属经络〕足太阳膀胱经。

17. 跗阳
〔定位〕小腿后外侧,外踝后昆仑穴直上 4 横指处。
〔主治〕头重,下肢瘫痪,腰腿痛。
〔所属经络〕足太阳膀胱经。

18. 昆仑
〔定位〕足外踝后方,外踝高点与跟腱之间的凹陷中。
〔主治〕脚跟痛,腰痛,腰扭伤。
〔所属经络〕足太阳膀胱经。

19. 仆参
〔定位〕在昆仑下方,跟骨外侧赤白肉际处。
〔主治〕足跟痛,下肢痿弱,膝肿,踝关节扭伤。
〔所属经络〕足太阳膀胱经。

20. 申脉
〔定位〕足外侧,外踝直下凹陷中。

足外侧穴位图　　　　　　　下肢前侧穴位图

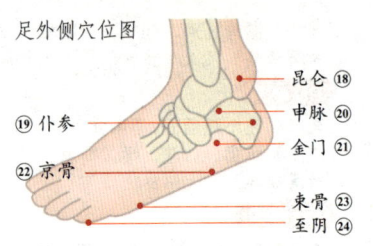

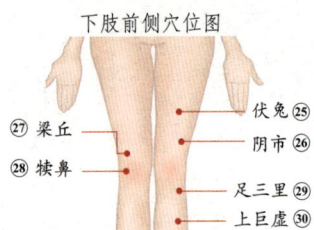

　　　　　　　　　　昆仑 ⑱
　　　　　　　　　　申脉 ⑳
⑲ 仆参　　　　　　　金门 ㉑　　㉗ 梁丘　　　　　伏兔 ㉕
㉒ 京骨　　　　　　　　　　　　㉘ 犊鼻　　　　　阴市 ㉖
　　　　　　　　　　束骨 ㉓　　　　　　　　　　足三里 ㉙
　　　　　　　　　　至阴 ㉔　　　　　　　　　　上巨虚 ㉚

〔主治〕踝关节扭伤，腿痛，腰痛。
〔所属经络〕足太阳膀胱经。

21.金门
〔定位〕足外侧，外踝前缘直下，骰骨下缘处。
〔主治〕下肢痹痛，腰痛，踝关节扭伤。
〔所属经络〕足太阳膀胱经。

22.京骨
〔定位〕足跗外侧，在足第5跖骨粗隆下方，赤白肉际处。
〔主治〕头痛，项强，腰腿痛，眩晕。
〔所属经络〕足太阳膀胱经。

23.束骨
〔定位〕在足第5跖骨小头后缘，赤白肉际处。
〔主治〕下肢后侧痛，腰背痛。
〔所属经络〕足太阳膀胱经。

24.至阴
〔定位〕在足小趾外侧端，趾甲角旁0.1寸处。
〔主治〕头痛，鼻塞，目痛，胎位不正。
〔所属经络〕足太阳膀胱经。

25.伏兔
〔定位〕大腿前侧，髂前上棘与髌骨外侧端的连线上，阴市上4横指处。
〔主治〕腰膝冷痛，下肢麻痹，肥胖。
〔所属经络〕足阳明胃经。

26.阴市
〔定位〕大腿前侧，髂前上棘与髌骨外侧端的连线上，髌骨外上缘上4横指处。
〔主治〕膝关节痛，下肢屈伸不利。
〔所属经络〕足阳明胃经。

27.梁丘
〔定位〕大腿前面，髂前上棘与髌骨外侧端的连线上，髌骨外上缘上3横指处。
〔主治〕膝关节肿痛、屈伸不利，胃痛。
〔所属经络〕足阳明胃经。

28.犊鼻
〔定位〕屈膝，在膝部，髌骨与髌韧带外侧凹陷中。
〔主治〕膝关节肿痛、屈伸不利。
〔所属经络〕足阳明胃经。

29.足三里
〔定位〕在小腿前外侧，当犊鼻下4横指处，距胫骨前缘1横指处。
〔主治〕胃痛，呕吐，肠鸣，泄泻，中风，下肢痿痹，中风，水肿。
〔所属经络〕足阳明胃经。

30.上巨虚
〔定位〕小腿前外侧，足三里穴直下4横指处。
〔主治〕腹胀，痢疾，便秘，下肢麻木。
〔所属经络〕足阳明胃经。

下肢内侧穴位图

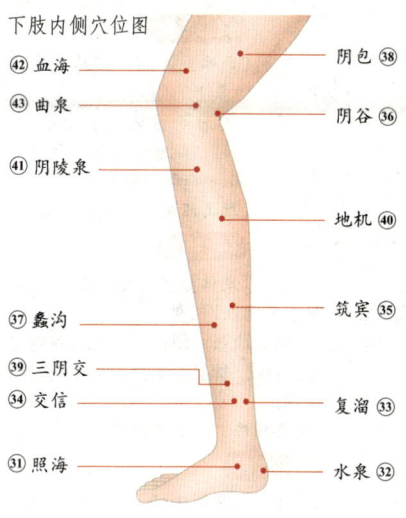

- ㊷ 血海
- ㊸ 曲泉
- ㊶ 阴陵泉
- ㊲ 蠡沟
- ㊴ 三阴交
- ㉞ 交信
- ㉛ 照海

- 阴包 ㊳
- 阴谷 ㊱
- 地机 ㊵
- 筑宾 ㉟
- 复溜 ㉝
- 水泉 ㉜

31. 照海
〔定位〕足内侧，内踝正下缘凹陷中。
〔主治〕痫证，失眠，咽干咽痛，目赤肿痛，小便不利，月经不调，痛经，赤白带下。
〔所属经络〕足少阴肾经。

32. 水泉
〔定位〕在太溪穴直下1寸处。
〔主治〕月经不调，痛经，小便不利，腹痛，头昏目花。
〔所属经络〕足少阴肾经。

33. 复溜
〔定位〕小腿内侧，内踝上缘向上3横指，跟腱的前缘。
〔主治〕泄泻，肠鸣，水肿，盗汗，身热无汗，腰脊强痛，月经不调。
〔所属经络〕足少阴肾经。

34. 交信
〔定位〕小腿内侧，太溪穴直上2寸，复溜穴前0.5寸处。
〔主治〕月经不调，崩漏，泄泻，大便困难，睾丸肿痛，疝气，阴痒，膝、股、腘内廉痛。
〔所属经络〕足少阴肾经。

35. 筑宾
〔定位〕在太溪与阴谷连线上，当交信上4横指处。
〔主治〕呕吐，疝气，小腿内侧痛。
〔所属经络〕足少阴肾经。

36. 阴谷
〔定位〕屈膝，在腘横纹内侧端凹陷中。
〔主治〕阳痿，疝气，月经不调，崩漏，小便不利，膝股内侧痛。
〔所属经络〕足少阴肾经。

37. 蠡沟
〔定位〕在足内踝尖上5寸，中都下3横指处。
〔主治〕小便不利，遗尿，月经不调。
〔所属经络〕足厥阴肝经。

38. 阴包
〔定位〕大腿内侧，在股骨内上髁上6横指，缝匠肌后缘。
〔主治〕腹痛，遗尿，小便不利，月经不调。
〔所属经络〕足厥阴肝经。

39. 三阴交
〔定位〕在小腿内侧，当足内踝尖上4横指处，胫骨内侧缘后方。

89

足内侧穴位图

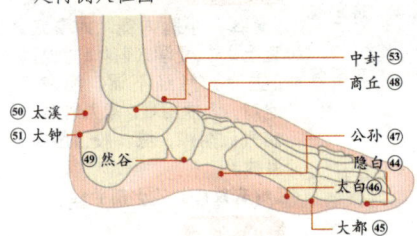

- ㊾ 太溪
- ㊶ 大钟
- ㊾ 然谷
- 中封 ㊼
- 商丘 ㊽
- 公孙 ㊼
- 隐白 ㊹
- 太白 ㊻
- 大都 ㊺

[主治] 腹胀，泄泻，月经不调，痛经，经闭，滞产，不孕，阳痿，遗精，遗尿，小便不利，失眠。
[所属经络] 足太阴脾经。

40. 地机
[定位] 在小腿内侧，当内踝尖与阴陵泉的连线上，阴陵泉下4横指处。
[主治] 腹痛，泄泻，小便不利，水肿，月经不调，痛经，遗精。
[所属经络] 足太阴脾经。

41. 阴陵泉
[定位] 在小腿内侧，当胫骨内侧髁下缘凹陷中。
[主治] 腹胀，水肿，小便不利，泄泻，尿失禁，茎中痛，遗精，膝痛。
[所属经络] 足太阴脾经。

42. 血海
[定位] 患者屈膝，医者以左手掌心按于患者右膝髌骨上缘，第2至5指向上伸直，拇指呈45°斜置按下，当拇指尖下即是本穴。
[主治] 月经不调，痛经，闭经，崩漏，风疹，湿疹，皮肤瘙痒，大腿内侧痛。
[所属经络] 足太阴脾经。

43. 曲泉
[定位] 屈膝，在膝内侧横纹头上方凹陷处。
[主治] 腹痛，小便不利，遗精，阴痒，膝痛，月经不调，痛经，带下。
[所属经络] 足厥阴肝经。

44. 隐白
[定位] 在足大趾末节内侧，趾甲角旁0.1寸处。
[主治] 腹胀，便血，尿血，月经过多，崩漏，癫狂，多梦，惊风，昏厥，胸痛。
[所属经络] 足太阴脾经。

45. 大都
[定位] 足拇指内侧，第1跖趾关节前下方的凹陷处。
[主治] 腹胀，胃痛，泄泻，便秘，热病汗不出，体重肢肿，心痛，心烦。
[所属经络] 足太阴脾经。

46. 太白
[定位] 在足内侧缘，当足第1跖骨小头后缘，赤白肉际凹陷处。
[主治] 胃痛，腹痛，泄泻，痢疾。
[所属经络] 足太阴脾经。

47. 公孙
[定位] 足内侧缘，当第1跖骨基底部的前下方。
[主治] 胃痛，腹痛，足痛，足肿。
[所属经络] 足太阴脾经。

48. 商丘
[定位] 内踝前下方凹陷中。
[主治] 倦怠嗜卧，足踝痛，扭伤。
[所属经络] 足太阴脾经。

49. 然谷
〔定位〕在足内侧舟骨粗隆下方,赤白肉际处。
〔主治〕月经不调,咳血,喉痛,小便不利,下肢痿痹,足跗痛。
〔所属经络〕足少阴肾经。

50. 太溪
〔定位〕足内侧,内踝后方,内踝高点与跟腱之间的凹陷中。
〔主治〕咽喉肿痛,耳鸣,气喘,失眠,下肢厥冷,内踝肿痛,糖尿病。
〔所属经络〕足少阴肾经。

51. 大钟
〔定位〕在足内侧内踝后下方,当太溪穴下0.5寸稍后,跟腱内缘处。
〔主治〕腰脊强痛,足跟痛。
〔所属经络〕足少阴肾经。

52. 大敦
〔定位〕在足大趾外侧端,趾甲角旁0.1寸处。
〔主治〕遗尿,月经不调,闭经,癫痫。
〔所属经络〕足厥阴肝经。

53. 中封
〔定位〕足背部,在内踝前1寸,胫骨前肌腱内缘凹陷处。
〔主治〕遗精,小便不利,腹痛,内踝肿痛。
〔所属经络〕足厥阴肝经。

54. 行间
〔定位〕足背第1、第2趾间缝纹端处。
〔主治〕头痛,目赤肿痛,癫痫,中风。
〔所属经络〕足厥阴肝经。

55. 太冲
〔定位〕在足背第1、第2跖骨结合部前的凹陷中。
〔主治〕肝脏疾病,头痛,遗尿,月经不调,癫痫,小儿惊风,下肢痿痹。
〔所属经络〕足厥阴肝经。

56. 解溪
〔定位〕在足背与小腿交界处的横纹中央凹陷中。
〔主治〕下肢痿痹,脚背肿痛,痛风。
〔所属经络〕足阳明胃经。

57. 冲阳
〔定位〕在足背最高处,当拇长伸肌腱与趾长伸肌腱之间,足背动脉搏动处。
〔主治〕足痿无力,癫狂痫,胃痛。
〔所属经络〕足阳明胃经。

58. 陷谷
〔定位〕在足背,当第2、第3跖骨结合部前方凹陷处。
〔主治〕面目浮肿,目赤肿痛,肠鸣腹泻,足背肿痛,热病。
〔所属经络〕足阳明胃经。

59. 内庭
〔定位〕在足背,当第2、第3趾间缝纹端赤白肉际处。
〔主治〕腹胀,泄泻,足背肿痛。
〔所属经络〕足阳明胃经。

60. 厉兑
〔定位〕在足第2趾末节外侧,趾甲角旁0.1寸处。
〔主治〕面肿,胸腹胀满,多梦。
〔所属经络〕足阳明胃经。

61. 丘墟
〔定位〕足外踝前下缘的凹陷中。
〔主治〕下肢痿痹,足跗肿痛,踝扭伤。
〔所属经络〕足少阳胆经。

足背部穴位图　　　　足底穴位图

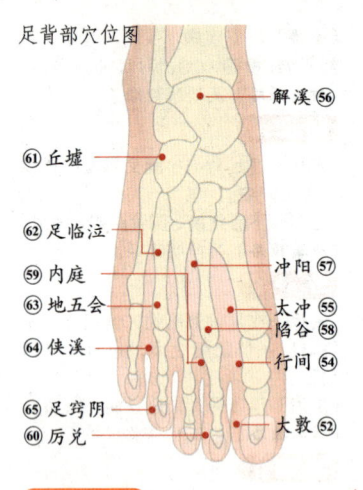

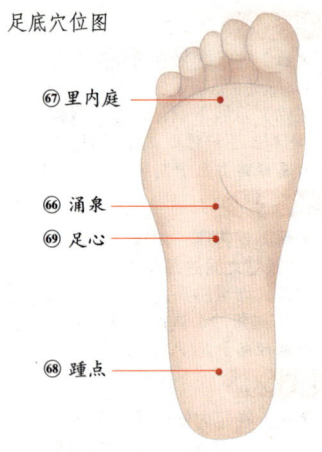

62. 足临泣
[定位] 在第4、第5跖骨结合部前方，小趾伸肌腱外侧凹陷中。
[主治] 踝扭伤，胸痛，鼻窦炎。
[所属经络] 足少阳胆经。

63. 地五会
[定位] 在第4、第5跖骨之间，小趾伸肌腱内缘处。
[主治] 足趾麻木，胁痛，足背肿痛。
[所属经络] 足少阳胆经。

64. 侠溪
[定位] 足背第4、第5趾间缝纹端处。
[主治] 足趾麻木，目痛，胁痛。
[所属经络] 足少阳胆经。

65. 足窍阴
[定位] 在第4趾外侧端，趾甲角旁0.1寸处。
[主治] 耳聋，喉痛，失眠，胁痛。
[所属经络] 足少阳胆经。

66. 涌泉
[定位] 在足底(去趾)前1/3处，足趾跖屈时呈凹陷状的中央。
[主治] 头痛，咽痛，小儿惊风，癫狂。
[所属经络] 足少阴肾经。

67. 里内庭
[定位] 足底部第2、第3趾间，与内庭穴相对处。
[主治] 脚趾疼痛，抽搐，胃肠炎。
[所属经络] 经外奇穴。

68. 踵点
[定位] 足底部跟骨底部中心处。
[主治] 失眠，便秘，下肢酸软。
[所属经络] 经外奇穴。

69. 足心
[定位] 足底部，涌泉与踵点的连线上，足心之凹陷中。
[主治] 心烦，神疲乏力，腰膝酸冷。
[所属经络] 经外奇穴。